Sadaf Haiyat
Roobina Khan
Veena Maheshwari

Papel do Syndecan-1 como marcador de diagnóstico na hemorragia uterina anormal

Sadaf Haiyat
Roobina Khan
Veena Maheshwari

Papel do Syndecan-1 como marcador de diagnóstico na hemorragia uterina anormal

ScienciaScripts

Imprint

Any brand names and product names mentioned in this book are subject to trademark, brand or patent protection and are trademarks or registered trademarks of their respective holders. The use of brand names, product names, common names, trade names, product descriptions etc. even without a particular marking in this work is in no way to be construed to mean that such names may be regarded as unrestricted in respect of trademark and brand protection legislation and could thus be used by anyone.

Cover image: www.ingimage.com

This book is a translation from the original published under ISBN 978-620-2-31773-3.

Publisher:
Sciencia Scripts
is a trademark of
Dodo Books Indian Ocean Ltd. and OmniScriptum S.R.L publishing group

120 High Road, East Finchley, London, N2 9ED, United Kingdom
Str. Armeneasca 28/1, office 1, Chisinau MD-2012, Republic of Moldova, Europe
Printed at: see last page
ISBN: 978-620-8-01870-2

AGRADECIMENTOS

Esta tese tornou-se realidade com o precioso apoio e encorajamento de inúmeras pessoas e escrever isto dá-me um imenso prazer e satisfação por ter realizado o empreendimento mais desafiante da minha vida.

*Antes de mais, quero agradecer sinceramente ao **ALTÍSSIMO ALLAH** pela sabedoria, força, boa saúde e paz de espírito que me concedeu para poder concluir esta tese. As suas bênçãos abundantes, a sua misericórdia e o seu amor são sempre a fonte dos êxitos alcançados na minha vida.*

*Gostaria de expressar a minha sincera e sentida gratidão à minha mentora e supervisora, **a Dra. Roobina Khan,** Professora Assistente, Departamento de Patologia, JNMCH, A.M.U., pela sua orientação inestimável e meticulosa e pelo seu constante encorajamento, que me permitiram concluir esta dissertação. Tive a incrível sorte de ter uma guia que me deu a liberdade de explorar por mim próprio e, ao mesmo tempo, a orientação para recuperar quando os meus passos vacilavam. O seu entusiasmo alegre e a sua natureza sempre amigável fizeram com que me sentisse sempre à vontade com ela e pude sempre recorrer a ela para qualquer tipo de apoio.*

***Veena Maheshwari,** Professora, Departamento de Patologia, JNMCH, AMU, Aligarh, pela sua motivação contínua, orientação, sugestões construtivas e supervisão especializada, apesar da sua agenda preenchida, que tornaram este estudo possível.*

***Seema Hakim**, Professora, Departamento de Obstetrícia e Ginecologia, pelo seu muito necessário apoio e pelas suas palavras de conselho e ajuda.*

***Shamshad Ahmad**, Presidente do Departamento de Patologia, pela sua atitude encorajadora e também por disponibilizar as infra-estruturas e os recursos necessários para a realização deste trabalho.*

*Os meus mais sinceros agradecimentos e cumprimentos especiais a todos os estimados professores do Departamento de Patologia, **Prof. Rana K. Sherwani, Prof. Shaista M. Vasenwala, Prof. Mehar Aziz, Prof. S.H. Arif, Prof.Nazoora Khan, Prof. Mehboob Hassan, Prof. Kiran Alam, Dr. Kafil Akhtar, Dr. Nishat Afroz, Dr. Hena A.Ansari, Dr. Md.Feroz Alam, Dr. Bushra Siddiqui e Dr. Anshu Jain** pela sua gentileza e valiosas sugestões que contribuíram para o meu trabalho.*

*Os meus cumprimentos especiais aos meus superiores, **Dr.ª Shagufta Qadri, Dr.ª Ruquiyya Afrose,***

Dr.ª Suhail ur Rahman, Dr.ª Murad Ahmad, Dr.ª Noora, Dr.ª A.R Piyush, Dr.ª Mariam Shadan, Dr.ª Pragati, que têm sido infalíveis no apoio constante, nas sugestões e na ajuda à minha tese.

*Agradeço também aos meus colegas **Dr.ª Tausia, Dr.ª Shivangi, Dr. Senthil, Dr. Faheem, Dr. Mahak, Dr. Kashmi e Dr.ª Geetika**, que estiveram sempre prontos a prestar ajuda atempada quando necessário e cuja companhia fez deste trabalho uma experiência maravilhosa.*

*Uma menção afectuosa aos meus colegas **Durre, Aaliya, Maria, Aasim, Shailesh, Mohsin, Anu, Islam, Rafey, Talha, Naba, Saima, Jowairya, Aeman, Sana, Lalit, Nadira e Anshul** por terem colaborado comigo e me terem ajudado em tudo o que puderam para o meu estudo.*

*Gostaria de expressar os meus agradecimentos especiais a todo o pessoal do laboratório de histopatologia pela realização dos seus intrincados procedimentos laboratoriais. Estou muito grato ao **Sr. Shahbuddin**, ao **Sr. Raju**, ao **Sr. Kamran**, ao **Sr. Feroz**, ao **Sr. Prashant**, à **Sra. Sadaf** e à **Sra. Lubna** pelo apoio técnico inabalável e pelo encorajamento sempre que necessário.*

*A minha alegria não tem limites ao expressar um profundo sentimento de gratidão aos meus pais, **Dr. Md. Shamim Alam e Dr. (Sra.) Ruhi Hassan**, que fizeram parte da minha visão e me ensinaram coisas boas que realmente importam na minha vida. Foram eles que, com o seu amor, as suas orações e os seus sacrifícios, me fizeram chegar a esta fase de realização desde a minha infância. Um agradecimento especial às minhas duas irmãs **Saiqua Sidra** e Nudrat **Sabat** pelo seu amor e afeto. Estou igualmente grata ao meu sogro, à minha sogra e a todos os outros membros da família pela sua constante inspiração e encorajamento.*

*Aproveito a oportunidade para agradecer à pessoa mais valiosa da minha vida, o meu marido, **Er.Shams Arfeen**, pelo seu eterno apoio e compreensão dos meus objectivos e aspirações. O seu amor e apoio infalíveis foram sempre a minha força para ultrapassar qualquer obstáculo durante este trabalho. A sua paciência e sacrifício continuarão a ser a minha inspiração ao longo de toda a minha vida. As minhas palavras não são suficientes para descrever o seu contributo não só para o meu trabalho, mas para toda a minha vida.*

Por último, agradeço a todos os meus pacientes que colaboraram comigo e foram a fonte constante de material para o meu estudo.

SADAF HAIYAT

Conteúdo

Capítulo 1
INTRODUÇÃO

As doenças endometriais estão classificadas entre as doenças ginecológicas mais comuns que afectam as mulheres em todo o mundo (Sarwar e Haque 2005), constituindo cerca de 70% de todas as consultas ginecológicas no grupo etário peri e pós-menopausa (Mahajan et al 2012). A maioria das mulheres com doenças endometriais apresenta hemorragias uterinas anormais (Crum et al 2003). Um estudo nacional realizado por Nicholson et al (2001) concluiu que os distúrbios menstruais foram a razão de 19,1 por cento de 20,1 milhões de visitas a consultórios médicos por problemas ginecológicos durante um período de dois anos. Além disso, 25 por cento das cirurgias ginecológicas envolvem hemorragias uterinas anormais (Goodman, 2000).

A hemorragia uterina anormal (SUA) afecta cerca de 9-14% das mulheres entre a menarca e a menopausa, tendo um impacto significativo na sua qualidade de vida e impondo encargos financeiros (Mary et al, 2012). É considerado um dos problemas mais comuns e desafiantes que se apresentam ao ginecologista, independentemente da idade da mulher (Ozdemir et al 2009). A AUB afecta cerca de 10-30% das mulheres em idade reprodutiva e até 50% das mulheres na perimenopausa (Mary et al, 2012). Além disso, em países em desenvolvimento como a Índia, uma grande percentagem de mulheres tem relutância em procurar aconselhamento e tratamento médico. Este facto é responsável pelo seu estado de saúde crónico devido à anemia, que subsequentemente conduz a perdas económicas e à diminuição da produtividade (Sedhai e Shrestha, 2012).

A hemorragia uterina anormal é definida como qualquer hemorragia excessiva, errática ou irregular que não corresponda à frequência, duração ou quantidade de fluxo sanguíneo de um ciclo menstrual normal (Campbell e Monga, 2006; Keith, 2007; Fraser et al 2009; Mary et al 2012). Tem uma vasta gama de lesões endometriais, o que torna o diagnóstico de AUB bastante difícil para os clínicos. A maioria das mulheres jovens em idade reprodutiva apresenta mais frequentemente alterações associadas a desequilíbrios hormonais (ACOG, 2001). No entanto, as mulheres mais velhas dos grupos etários pré-menopausa e pós-menopausa apresentam mais frequentemente hiperplasia endometrial e carcinoma endometrial (ACOG 2001; Jemal et al, 2011).

A AUB tem uma vasta gama de causas. As causas são amplamente classificadas em hemorragia uterina orgânica e disfuncional. As causas orgânicas incluem infecções do trato genital, tumores, adenomiose, gravidez e suas complicações, distúrbios sistémicos e iatrogenia, representando 20% dos casos (Shwayder, 2000). No entanto, a hemorragia uterina disfuncional (DUB) é o diagnóstico de exclusão efectuado após a exclusão das causas orgânicas acima enumeradas (Albers et al, 2004). Esta é causada por ciclos anovulatórios e é responsável por 80% dos casos de menorragia (Shwayder, 2000; Parveen e Hashim, 1999).

O grupo de trabalho da Federação Internacional de Ginecologia e Obstetrícia sobre distúrbios menstruais desenvolveu um sistema de classificação FIGO (PALM-COEIN) para as causas de AUB em mulheres não grávidas em idade reprodutiva (Munro et al, 2011). Existem nove categorias principais, que estão organizadas de acordo com o acrónimo PALM-COEIN: pólipo; adenomiose; leiomioma; malignidade e hiperplasia; coagulopatia; disfunção ovulatória; endometrial; iatrogénica; e ainda não classificada. Este sistema de classificação foi desenvolvido com o objetivo de poder ser utilizado por clínicos, investigadores e até mesmo por doentes para facilitar a comunicação, os cuidados clínicos e a investigação (Munro et al, 2011).

Muitas mulheres com hemorragia uterina anormal são submetidas a histerectomia injustificada sem um diagnóstico definitivo (Chullapram et al, 1996). Em mulheres com idade ≥ 40 anos e em pacientes na menopausa, é necessária uma avaliação para confirmar a natureza benigna do problema, de modo a que se possa oferecer tratamento médico ou cirurgia conservadora e evitar uma cirurgia radical desnecessária (Goldenstein, 2010). A dilatação e curetagem é um método útil e económico de deteção de patologias intra-uterinas e são muito poucas as lesões que escapam à deteção (Sher, 2003). Mostra claramente a resposta hormonal do endométrio e fornece informações úteis sobre atrofia, infecções específicas e não específicas, pólipos e malignidade (Yousaf et al, 1996). Constitui um instrumento normalizado para a avaliação de doentes com hemorragia uterina anormal, sobretudo em países em desenvolvimento com recursos limitados.

A endometrite crónica (EC) tem sido observada em 3-10% das mulheres que são submetidas a biópsia endometrial para AUB (Bayer-Garner et al, 2004). O diagnóstico de EC é histologicamente caracterizado pela presença de células plasmáticas no estroma endometrial (Bayer-Garner et al, 2004). As caraterísticas morfológicas secundárias consideradas importantes para o diagnóstico de EC incluem edema superficial do estroma, aumento da densidade do estroma, rutura do estroma, irregularidade arquitetónica da glândula, um infiltrado do estroma incluindo linfócitos e leucócitos com um infiltrado leucocitário glandular (Greenwood e Moran, 1981). A EC é facilmente ignorada clinicamente, uma vez que as doentes são normalmente assintomáticas ou apresentam apenas sintomas ligeiros, como desconforto pélvico, dispareunia, leucorreia ou hemorragia vaginal.

As células plasmáticas são consideradas como uma condição sine qua non para a EC. Têm uma cromatina caraterística em forma de relógio com um núcleo excêntrico e um halo perinuclear (Kannar et al, 2012). No entanto, muitas condições podem imitar ou interferir com a pesquisa de plasmócitos na hematoxilina e eosina (H & E) de rotina. Os plasmócitos podem ser obscurecidos no H&E por infiltrado mononuclear, células estromais plasmocitóides, mitose estromal abundante, reação decidual pronunciada, caraterísticas menstruais ou alterações secundárias devidas ao tratamento com progesterona exógena antes da biopsia (Crum et al, 1983). Factores adicionais, como a inexperiência, a fadiga e as limitações de tempo, podem também contribuir para um diagnóstico errado. Isto exige uma avaliação mais exacta destas amostras, a fim de evitar cirurgias desnecessárias em doentes com hemorragia uterina anormal (Czernobilsky, 1978; Vasudeva et al, 1972).

O sindecan-1 é um marcador de superfície celular que se exprime na superfície das células plasmáticas. Tem sido amplamente utilizado para identificar plasmócitos em citometria de fluxo e é um marcador fiável para quantificar plasmócitos malignos e benignos em amostras de biópsia da medula óssea incluídas em parafina (Wijdenes et al, 1996). É um membro de uma família de proteoglicanos de superfície celular que medeia a adesão entre células, a adesão à matriz extracelular (ECM), a migração e a proliferação celulares (Carey, 1997). O sindecan-1 tem um papel valioso no diagnóstico de casos suspeitos de CE, especialmente nos quais não é possível identificar células plasmáticas no H&E.

O nosso estudo teve como objetivo avaliar o perfil clinicopatológico das pacientes que apresentam hemorragia uterina anormal na nossa localidade. O papel do sindecan-1 será avaliado para encontrar a associação entre as células plasmáticas e as diferentes lesões histopatológicas da AUB. Além disso, serão estudadas as possíveis correlações de várias caraterísticas histológicas secundárias de endometrite crónica na biopsia endometrial com a presença de plasmócitos na imunohistoquímica (IHC).

Capítulo 2
OBJECTIVOS E METAS

- Estudar o perfil clinicopatológico das pacientes com hemorragia uterina anormal.

- Para diagnosticar várias lesões endometriais em casos de hemorragia uterina anormal.

- Avaliar a presença de células plasmáticas através do sindecan-1 em diferentes lesões endometriais, especialmente na endometrite crónica.

- Correlacionar as diferentes alterações morfológicas da biopsia endometrial com a presença de plasmócitos.

Capítulo 3
REVISÃO DA LITERATURA

ANATOMIA E HISTOLOGIA:

O útero é um órgão oco fibromuscular em forma de pera que pesa cerca de 40-80 g e mede 7-8 cm no seu eixo mais longo. Divide-se em corpo uterino muscular superior e colo uterino fibroso inferior que se estende até à vagina. A parte superior do útero, acima da inserção das trompas de Falópio, é designada por fundo do útero. A porção estreita situada entre o corpo e o colo do útero é conhecida como istmo e situa-se aproximadamente ao nível do trajeto da artéria uterina e do orifício interno do colo do útero. É revestido por uma parede de três camadas, uma camada serosa exterior, o perimétrio, uma camada muscular espessa, o miométrio, e uma camada mais interna de membrana mucosa que reveste a cavidade uterina, conhecida como endométrio (Rosai, 2011).

O endométrio é a camada em que ocorre a implantação. Esta camada sofre alterações morfológicas e funcionais que estão intimamente associadas à libertação cíclica de hormonas sexuais. É constituído por um epitélio colunar de camada única assente no estroma de tecido conjuntivo celular que varia em espessura de acordo com as influências hormonais. Durante o ciclo menstrual, o endométrio cresce até formar uma camada espessa de tecido glandular rica em vasos sanguíneos. Numa mulher em idade reprodutiva, podem distinguir-se duas camadas de endométrio. Este divide-se numa camada funcional superficial e numa camada basal profunda.

A camada funcional proporciona um ambiente ótimo para a implantação e o crescimento do embrião, sendo completamente eliminada durante a menstruação. A camada funcional subdivide-se em dois estratos, o compacto (em direção à superfície) e o esponjoso (perto da basalis). O estroma é composto principalmente por células estromais endometriais e vasos. A camada basal é responsável pela regeneração do endométrio após a menstruação. É constituída por glândulas pouco proliferativas e estroma fusiforme (Rosai, 2011).

MENSTRUAÇÃO NORMAL:

A menstruação é definida como uma descamação periódica e cíclica do endométrio acompanhada de perda de sangue durante a idade reprodutiva, entre a menarca e a menopausa. O ciclo menstrual normal tem lugar em intervalos de aproximadamente 28 dias, com uma amplitude de 21-35 dias, o fluxo dura 5±2 dias e a perda média de sangue é de 40±20 ml (Campbell e Monga, 2006; Keith, 2007).

Um ciclo normal começa quando a hormona folículo-estimulante induz os folículos ováricos a produzir estrogénio. O estrogénio estimula a proliferação do endométrio. Subsequentemente, no 14º dia, o pico da hormona luteinizante provoca a ovulação, levando à formação do corpo lúteo. Este último produz progesterona que prepara o endométrio para a implantação do óvulo fertilizado. Se não houver fecundação do ovócito ou implantação, o corpo lúteo regride, levando ao declínio dos níveis de estrogénio e progesterona. Finalmente, isto leva à perda da camada funcional do endométrio (Speroff e Flitz, 2005).

MECANISMO DA MENSTRUAÇÃO NORMAL:

A menstruação ocorre como um acontecimento endometrial universal após a retirada do estrogénio e da progesterona na sequência de um ciclo ovulatório normal. A perturbação de uma sequência regulada de acontecimentos moleculares, celulares e vasculares pode levar a uma série de perturbações menstruais.

- O primeiro efeito morfológico da privação hormonal é a contração do tecido devido à absorção de fluidos e à vasoconstrição das arteríolas espirais sob a influência da prostaglandina PGF2a e da endotelina-1, que conduzem a uma redução do fluxo sanguíneo (Einer-Jensen, 1973; Downie et al, 1974).

- Há uma perda de ácido hialurónico e de água do tecido e uma destruição extensiva da matriz extracelular, antes e durante a menstruação (Salamonsen et al, 1999)

- O declínio dos níveis de progesterona leva a uma regulação positiva das metaloproteinases da matriz (MMPs) (Salamonsen et al, 1997; Lockwood et al, 1998), moléculas activas na degradação da matriz extracelular (Hampton e Salamonsen, 1994), o que leva à degradação da arquitetura endometrial e das membranas basais, independentemente dos mecanismos vasoconstritores.

- Os macrófagos endometriais, os polimorfonucleares e os linfócitos granulados aumentam acentuadamente na altura da menstruação e influenciam a permeabilidade vascular e a degradação dos tecidos através da libertação de uma série de moléculas reguladoras (Salamonsen e Wooley, 1999).

- A produção de fibrina induzida pela trombina é uma parte essencial da coagulação sanguínea normal e é estimulada no endométrio pelo fator tecidular através da via extrínseca. No entanto, o fator tecidular é diminuído pela retirada da progesterona (Lockwood et al, 1993).

HEMORRAGIA UTERINA ANORMAL:

A hemorragia uterina anormal (SUA) é um dos problemas mais comuns e desafiantes que se apresentam aos ginecologistas, para o qual se procura frequentemente aconselhamento médico. O espetro da hemorragia uterina anormal é responsável por um terço de todas as consultas ginecológicas em ambulatório (Awwad et al, 1993; Wren, 1998). É também responsável por dois terços de todas as histerectomias (Joan Pitkin, 2007). De acordo com o centro de controlo e prevenção de doenças dos Estados Unidos, cerca de 5 em cada 1000 mulheres são submetidas a histerectomia anualmente nos EUA e cerca de 1 em cada 4 mulheres será submetida a histerectomia até aos 60 anos de idade (Bren, 2001). As AUB provocam uma morbilidade social e física considerável em todas as sociedades e podem também ser um reflexo de uma patologia subjacente grave.

A menorragia afecta 10-30% das mulheres menstruadas em qualquer altura e pode ocorrer em qualquer altura durante a perimenopausa em até 50% das mulheres (Ballinger et al, 1987; Prentice, 1999). A hemorragia uterina anormal é definida como qualquer perturbação na regularidade, frequência, duração ou volume da hemorragia que não corresponda ao ciclo menstrual normal.

Um estudo efectuado por Mahmoud e Rifat (2013) observou que as pacientes apresentavam diferentes tipos de perturbações menstruais. No seu estudo, a apresentação mais comum foi a menorragia (42,7%), seguida de menometrorragia (18,9%), hemorragia pós-menopausa (16,3%), hemorragia vaginal contínua (8,8%) e polimenorragia (7,6%). De forma semelhante, outros estudos efectuados por Zeeba et al (2013) e Moghal et al (1997) mostraram a menorragia como a apresentação clínica mais comum, constituindo 41% em ambos os estudos.

HEMORRAGIA UTERINA DISFUNCIONAL (DUB):

A DUB é um diagnóstico de exclusão e uma causa comum de menorragia. A definição de DUB aprovada pela Sociedade Europeia de Reprodução Humana e Embriologia é qualquer "hemorragia excessiva de origem uterina que não se deva a doença pélvica demonstrável, a complicações da gravidez ou a doença sistémica (Rubin e Crosignani, 1990). A DUB é responsável por cerca de 50% de todos os casos de menstruação excessiva (Beazley, 1972). É classificada, em termos gerais, em duas categorias.

DUB ANOVULATÓRIO:

A DUB anovulatória é definida como uma hemorragia irregular, prolongada e geralmente excessiva, causada por uma perturbação da função do eixo hipotálamo-hipófise-ovário. É mais frequente na síndrome dos ovários poliquísticos e nos extremos da vida reprodutiva feminina. Os mecanismos exactos subjacentes à hemorragia anovulatória são incertos (Fraser et al, 1996).

- Acredita-se que o estrogénio sem oposição pode levar a uma proliferação e hiperplasia endometriais excessivas com veias de drenagem aumentadas e dilatadas e supressão das arteríolas espirais (Beilby et al, 1971).

- Os estrogénios sem oposição têm um efeito direto no fornecimento de sangue uterino através da redução do tónus vascular, bem como um efeito indireto através da inibição da libertação de vasopressina (Akerlund et al, 1975), levando à vasodilatação e ao aumento do fluxo sanguíneo.

OVULATÓRIO DUB:

A DUB ovulatória é caracterizada por episódios regulares de perdas menstruais abundantes, com 90% das perdas nos primeiros 3 dias, como na menstruação normal (Haynes et al, 1979). Não há perturbação do eixo hipotálamo-hipófise-ovário e, de facto, os perfis das gonadotrofinas e das hormonas esteróides não são diferentes dos observados num ciclo menstrual normal (Haynes et al, 1979; Eldred e Thomas, 1994).

- O principal defeito parece estar nos processos que regulam o volume de sangue perdido durante a rutura menstrual do endométrio, principalmente os processos de vasoconstrição e hemostase.

- As prostaglandinas endometriais desempenham um papel importante. A PGF2a induz a vasoconstrição e a PGE2 e a prostaciclina (PGI2) induzem a vasodilatação. Foi também demonstrado que existe um aumento dos receptores de PGE2 e PGI2, predispondo à vasodilatação, nas mulheres com menorragia (Adelantado et al, 1988).

- Foi recentemente demonstrado que um novo gene denominado "fator associado à hemorragia endometrial" (ebaf) é transitoriamente expresso no endométrio durante a menstruação normal e muito mais fortemente expresso quando a hemorragia é anormal (Kothapalli et al, 2000).

HEMORRAGIA DE RUPTURA:

A hemorragia de escape (BTB) é uma das razões mais comuns causadas pela utilização de contraceptivos hormonais. O acetato de medroxiprogesterona de depósito (DMPA) produz padrões hemorrágicos altamente imprevisíveis, com uma incidência substancial de amenorreia, oligomenorreia e hemorragias ligeiras e irregulares, frequentes e prolongadas. As preparações de dose mais baixa, como o sistema de implante subdérmico de levonorgestrel, Norplant, produzem algumas hemorragias ligeiras imprevisíveis e irregulares, que são um pouco melhor toleradas.

TERMINOLOGIAS:

Têm sido utilizadas várias terminologias para descrever as anomalias da perda de sangue menstrual e as seguintes resumem as terminologias mais comuns utilizadas (Kelly, 2006). Terminologia utilizada para descrever a hemorragia uterina anormal (Kelly, 2006).

- Menorragia : Hemorragia prolongada ou excessiva a intervalos regulares superiores a 80 ml/período

- Metrorragia: hemorragia irregular, frequente, de quantidade variável mas não excessiva

- Menometrorragia: hemorragia prolongada ou excessiva em intervalos irregulares

- Polimenorreia: Hemorragias regulares em intervalos inferiores a 21 dias

- Polimenorreia: É uma hemorragia cíclica que é simultaneamente excessiva e frequente.

- Oligomenorreia: Sangramento em intervalos superiores a cada 35 dias

- Intermenstrual: Hemorragia uterina entre ciclos regulares

- Hemorragia pós-coito: Hemorragia após o ato sexual

- Hemorragia pós-menopausa: Hemorragia recorrente numa mulher na menopausa, pelo menos um ano após a cessação dos ciclos.

TERMINOLOGIA REVISTA:

Em 2011, foi introduzido pela Federação Internacional de Ginecologia e Obstetrícia (FIGO) um sistema de terminologia revisto para a hemorragia uterina anormal (SUA) em mulheres não grávidas em idade reprodutiva (Munro et al, 2011). Este foi o resultado de um processo de consenso internacional com o objetivo de evitar termos mal definidos ou confusos utilizados anteriormente (por exemplo, menorragia, menometrorragia, oligomenorreia).

Com base na terminologia atual, a hemorragia regular que é abundante ou prolongada (referida como hemorragia menstrual abundante) refere-se apenas à menstruação cíclica (ovulatória). O termo hemorragia menstrual abundante (HMB) foi introduzido e substituiu o termo menorragia, que era anteriormente utilizado para descrever a hemorragia uterina abundante ou prolongada. A menorragia é um termo menos preciso, pois não distingue entre o volume e a duração da hemorragia, nem entre hemorragia cíclica e anovulatória.

Causas de hemorragia uterina anormal:

A fisiopatologia da AUB é largamente desconhecida, mas ocorre tanto em ciclos ovulatórios como anovulatórios. A hemorragia ovulatória ocorre secundária a defeitos na hemostase endometrial local, enquanto a anovulatória ocorre secundária a mecanismos endócrinos, neuroquímicos ou farmacológicos (Joan Pitkin, 2007). As causas da AUB podem ser classificadas em duas grandes categorias:

- Causas orgânicas: Inclui infecções do trato genital, tumores (benignos ou malignos), adenomiose, distúrbios sistémicos e iatrogenia (Campbell e Monga, 2006).

- Hemorragia uterina disfuncional (DUB): A DUB é considerada quando a gravidez, a patologia orgânica do aparelho reprodutor, a doença sistémica e a coagulopatia são excluídas. É o diagnóstico de exclusão (Daniels e McCuskey, 2003).

  Um estudo de Mahmoud e Rifat (2013) demonstrou causas orgânicas em (38,7%) do total de casos, enquanto (61,3%) não apresenta patologia estrutural definida (causas disfuncionais). Outro estudo realizado por Mirza et al (2012) registou 43% de causas orgânicas e 57% de causas disfuncionais no seu estudo.

Causas de sangramento uterino anormal por faixa etária:

Age Group	Causes
Prepuberty	Precocious puberty (hypothalamic, pituitary, or ovarian origin)
Adolescence	Anovulatory cycle, coagulation disorders
Reproductive age	Complications of pregnancy (abortion, trophoblastic disease, ectopic pregnancy) Organic lesions (leiomyoma, adenomyosis, polyps, endometrial hyperplasia, carcinoma) Dysfunctional uterine bleeding Anovulatory cycle Ovulatory dysfunctional bleeding (e.g., inadequate luteal phase)
Perimenopausal	Dysfunctional uterine bleeding Anovulatory cycle Irregular shedding Organic lesions (carcinoma, hyperplasia, polyps)
Postmenopausal	Endometrial atrophy Organic lesions (carcinoma, hyperplasia, polyps)

CLASSIFICAÇÃO PALM-COEIN (Pela Federação Internacional de Obstetras e Ginecologistas):

A investigação e o tratamento da hemorragia uterina anormal (SUA) em mulheres não grávidas em idade reprodutiva têm sido dificultados tanto pela nomenclatura confusa e inconsistentemente aplicada como pela falta de métodos padronizados para investigação e categorização das várias etiologias potenciais (Woolcock et al, 2008; Fraser et al 2007). Estas deficiências dificultam a capacidade dos investigadores para estudar populações homogéneas de doentes com AUB e tornam difícil a comparação de estudos realizados por diferentes investigadores ou grupos de investigação. Consequentemente, era necessário um sistema de nomenclatura e classificação universalmente aceite para a evolução da investigação colaborativa e para a aplicação dos resultados com base em provas.

A Federação Internacional de Ginecologia e Obstetrícia (FIGO) propôs uma nova classificação em 7 de junho de 2011. Após um processo de revisão exaustivo de 5 anos, iniciado com seminários em

2005, um grupo de investigadores clínicos de 17 países em 6 continentes, com experiência substancial na investigação de AUB, desenvolveu e reviu um projeto de sistema que foi distribuído para comentários. O sistema de classificação PALM-COEIN foi então discutido numa reunião realizada em associação com o Congresso Mundial da FIGO de 2009 na Cidade do Cabo, África do Sul, e subsequentemente aprovado pelo conselho executivo da FIGO como um sistema de classificação da FIGO em 2011.

Há um total de 9 categorias no novo sistema de classificação FIGO (PALM-COEIN), as primeiras 4 são definidas como critérios estruturais visualmente objectivos (PALM: pólipo, adenomiose, leiomioma, e malignidade e hiperplasia). As segundas 4 não estão relacionadas com anomalias estruturais (COEIN: coagulopatia, disfunção ovulatória, endometrial e iatrogénica) e a última categoria é para entidades que ainda não estão classificadas (N).

O termo DUB, que era anteriormente utilizado como diagnóstico quando não existia uma causa estrutural sistémica ou localmente definível para AUB, não está incluído no sistema e deve ser abandonado, de acordo com o processo de acordo (Fraser et al, 2007).

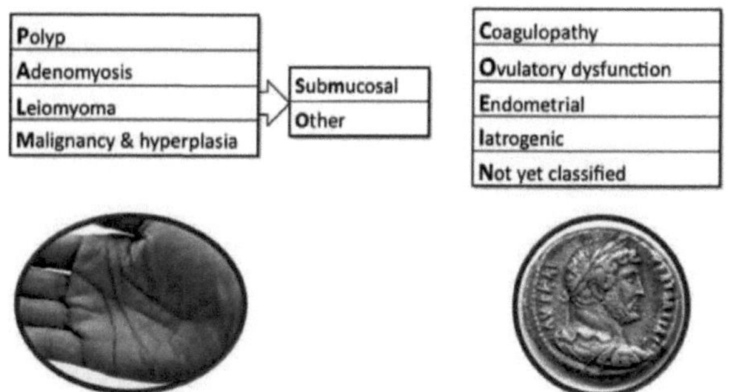

Sistema de classificação FIGO para as causas de AUB (Munro et al, 2011)

Pólipo (AUB-P):

Os pólipos são classificados como estando presentes ou ausentes, conforme definido por 1 ou uma combinação de ultrassom e imagem histeroscópica com ou sem histopatologia. A categoria P permite incluir dimensão, localização, número, morfologia e histologia do pólipo.

Adenomiose (AUB-A):

A relação entre a adenomiose e a génese da AUB ainda não está estabelecida (Weiss et al, 2009). A prevalência da adenomiose foi estimada entre 5% e 70% (Dueholm, 2006). A avaliação histopatológica baseia-se na profundidade do tecido endometrial sob a interface endométrio-miométrio a 1 distância de baixa potência.

Leiomioma (AUB-L):

Trata-se de um tumor fibromuscular benigno do miométrio. O seu espetro variado de lesões e localização (subendometrial, intramural, subseroso e combinações destes) é responsável pela sua categorização separada no sistema.

Malignidade e hiperplasia (AUB-M):

A hiperplasia atípica e a malignidade são achados importantes associados à AUB e devem ser considerados em quase todas as mulheres em idade reprodutiva. O presente sistema de classificação não foi concebido para substituir os da OMS e da FIGO na categorização da hiperplasia e neoplasia endometriais (Tavassoli e Devilee, 2013; Creasma et al., 2006). Por conseguinte, quando um processo hiperplásico pré-maligno ou maligno é identificado durante a investigação de mulheres em idade reprodutiva com AUB, seria classificado como AUB-M e depois subclassificado utilizando o sistema apropriado da OMS ou da FIGO.

Coagulopatia (AUB-C):

O termo coagulopatia engloba o espetro de perturbações sistémicas da hemostase que podem estar associadas à AUB. Evidências de elevada qualidade demonstram que aproximadamente 13% das mulheres com hemorragia menstrual intensa têm perturbações sistémicas da hemostase bioquimicamente detectáveis, mais frequentemente a doença de von Willebrand (Shankar et al, 2004).

Disfunção ovulatória (AUB-O):

A disfunção ovulatória contribui para a génese da AUB. A maioria dos distúrbios ovulatórios inclui endocrinopatias (por exemplo, síndrome dos ovários policísticos, hipotiroidismo, hiperprolactinemia, stress mental, obesidade, anorexia, perda de peso ou exercício extremo, como o associado ao treino atlético de elite). Em alguns casos, a perturbação pode ser iatrogénica, causada por esteróides gonadais ou medicamentos como fenotiazinas e antidepressivos tricíclicos.

Endometrial (AUB-E):

Esta categoria é utilizada quando a AUB ocorre no contexto de uma hemorragia menstrual previsível e cíclica, típica dos ciclos ovulatórios, e particularmente quando não são identificadas outras causas definíveis. O mecanismo é provavelmente uma perturbação primária da perturbação do endométrio que regula a hemostase endometrial local. Outras doenças endometriais que se apresentam com BMI ou hemorragia prolongada podem ser secundárias a inflamação ou infeção endometrial, a anomalias na resposta inflamatória local ou a aberrações na vasculogénese endometrial.

Iatrogénica (AUB-I):

Esta categoria inclui sistemas intra-uterinos medicados ou inertes e agentes farmacológicos que têm um impacto direto no endométrio, interferem com os mecanismos de coagulação do sangue ou influenciam o controlo sistémico da ovulação. A hemorragia endometrial não programada que ocorre durante a utilização de terapêutica com esteróides gonadais é designada hemorragia de rotura (BTB) e é o principal componente da classificação AUB-I.

Ainda não classificado (AUB-N):

O papel de várias entidades, como as malformações arteriovenosas e a hipertrofia miometrial, tem sido mal definido ou inadequadamente examinado como causa de AUB. Além disso, podem existir outras doenças, ainda não identificadas, que seriam definidas apenas por ensaios bioquímicos ou de biologia molecular. Coletivamente, estas entidades foram colocadas numa categoria denominada "ainda não classificada".

Notação:

Um indivíduo pode ter uma ou mais causas potenciais ou factores que contribuam para os seus sintomas de AUB. Por conseguinte, o sistema foi concebido para permitir a categorização e a notação de uma forma que permita esta circunstância. Reconhece-se que este nível acrescido de complexidade será de maior valor para especialistas e investigadores.

A abordagem formal segue o exemplo do estadiamento TNM da OMS para tumores malignos, com cada componente abordado para todos os pacientes. Por exemplo, se um indivíduo tivesse um distúrbio da ovulação, um leiomioma de tipo 2 e nenhuma outra anomalia, seria classificado da seguinte forma no contexto de uma avaliação completa: AUB P0 A0 L1(SM) M0 - C0 O1 E0 I0 N0.

AVALIAÇÃO DE HEMORRAGIAS UTERINAS ANORMAIS:

Uma paciente com queixa de sangramento uterino anormal deve ser questionada para confirmar o estado de gravidez, o estado reprodutivo e a origem do sangramento. O algoritmo inclui os componentes básicos da avaliação.

HISTÓRIA: A história médica relevante em mulheres em idade reprodutiva não grávidas com hemorragia uterina anormal (AUB) inclui o seguinte:

Antecedentes ginecológicos e obstétricos:

- História menstrual.

- História sexual

- História de cirurgia obstétrica ou ginecológica

- História contraceptiva

- Doenças sistémicas (fígado, doença renal), diátese hemorrágica, doença endocrinológica

- Medicamentos: anticoagulantes

- História familiar de uma doença hemorrágica.

História menstrual:

A AUB varia da menstruação normal em termos de frequência, regularidade, volume ou duração.

Exame físico:

O exame pélvico é obrigatório para confirmar que a hemorragia é do útero e não de outro local (por exemplo, os órgãos genitais externos ou o reto). Durante o exame pélvico, o médico procura lesões evidentes (cortes, feridas ou tumores) e examina o tamanho e a forma do útero.

Testes laboratoriais

O teste de gravidez é efectuado porque as hemorragias anormais nos anos reprodutivos são normalmente devidas a anomalias associadas à gravidez.

Os métodos mais comuns de amostragem endometrial atualmente utilizados na clínica são os seguintes (Campbell e Monga, 2006; Wahda et al, 2014)

1-Dilatação e curetagem de diagnóstico (D&C).

2-Biópsia endometrial em ambulatório (Pipelle).

3-Histeroscopia.

- **Dilatação e curetagem (D&C):** A dilatação e curetagem é um método útil e económico de deteção de patologias intra-uterinas e são muito poucas as lesões que escapam à deteção (Daniels e McCuskey, 2003). Revela claramente a resposta hormonal do endométrio e fornece informações úteis sobre atrofia, infecções específicas e inespecíficas, pólipos e/ou malignidade (Sternchever et al, 2001). A vasta gama de padrões morfológicos resultantes de alterações normais e anormais constitui um desafio diagnóstico para os histopatologistas.

- **Biópsia endometrial:** A biópsia endometrial é um procedimento realizado para obter uma pequena amostra de tecido do endométrio. Posteriormente, o tecido endometrial é examinado ao microscópio para identificar a presença de efeitos das hormonas no endométrio. A melhor altura para realizar uma biopsia endometrial é imediatamente antes da menstruação.

PADRÕES ENDOMETRIAIS NORMAIS

Endométrio proliferativo:

O stratum functionalis do endométrio proliferativo normalmente cíclico é caracterizado por glândulas uniformes, não ramificadas e não budding, distribuídas uniformemente pelo estroma, compostas por células estromais indiferenciadas com citoplasma escasso e margens celulares indistintas. A relação glândulas/estroma é tipicamente de 1:1.

As glândulas são tubulares e de calibre estreito na fase proliferativa inicial. No entanto, na fase proliferativa tardia, as glândulas tornam-se cada vez mais enroladas e o seu calibre aumenta. O endométrio proliferativo normal é ainda marcado por células epiteliais pseudo-estratificadas, mitoticamente activas e alongadas com cromatina densa e células estromais mitoticamente activas. A maioria dos vasos são discretos e assemelham-se a capilares, particularmente perto da superfície endometrial.

Intervalo Endométrio

Um endométrio intervalado é um endométrio de proliferação tardia em que as glândulas estão enroladas e em que menos de metade das células epiteliais apresentam vacuolização subnuclear focal não uniforme.

Endométrio secretor precoce:

O endométrio durante esta fase é composto por glândulas enroladas com vacuolizações citoplasmáticas subnucleares, que servem como marcador de endométrio secretor precoce, e que estão inseridas num estroma não pré-decidualizado.

Endométrio Midsecretor:

O endométrio meio-secretor é caracterizado por glândulas secretoras totalmente enroladas a tortuosas, revestidas por células com núcleos redondos a vesiculares. O citoplasma dessas células não contém grandes vacúolos citoplasmáticos, mas podem estar presentes secreções luminais. A ausência de vacuolização extensa e de pré-decídua é o marcador mais útil do endométrio secretor médio.

Endométrio secretor tardio:

Esta fase é caracterizada por arteríolas espirais proeminentes e bem musculadas, rodeadas por punhos de células estromais pré-decidualizadas à sua volta. A desidualização começa inicialmente em torno das artérias espirais e depois estende-se para formar ilhas nas zonas superficiais do estroma endometrial. Ela marca o início do último terço da fase secretora. No final da fase secretora tardia, estas ilhas deciduais tornam-se confluentes e, quando a fase menstrual começa, são misturadas por hemorragia intersticial. Estas células têm forma de feijão, núcleos densos, citoplasma discreto e grânulos citoplasmáticos visíveis com colorações especiais e, ocasionalmente, em preparações de H&E.

Endométrio menstrual:

As glândulas estão dilatadas e revestidas por células achatadas, muitas vezes com bordos esgarçados (exaustão secretora) e o estroma está completamente pré-decidualizado. Os trombos de fibrina são uma caraterística muito útil na identificação da desintegração endometrial. À medida que a menstruação avança, as glândulas dividem-se em tiras, o estroma desfaz-se e as células epiteliais perdem a coesão.

Endométrio atrófico:

O epitélio é mitoticamente inativo e sem brilho em termos de aspeto citológico. As glândulas estão inseridas num estroma fusiforme inativo que apresenta graus variáveis de colagenização e praticamente nenhuma atividade mitótica. Também está associada à dilatação quística das glândulas, denominada atrofia quística senil, em mulheres pós-menopáusicas.

Endométrio proliferativo desordenado:

O endométrio proliferativo desordenado assemelha-se ao tecido proliferativo normal por consistir em glândulas revestidas por epitélio citologicamente brando, pseudo-estratificado, proliferativo e mitoticamente ativo e por ter uma relação aproximadamente normal entre glândulas e estroma. As glândulas podem ser cisticamente dilatadas ou apresentar graus variados de brotamento superficial, enquanto noutras regiões as glândulas são tubulares, de calibre estreito e inseridas num estroma abundante. Assim, a proliferação desordenada serve como uma ponte morfológica entre a proliferação normal e a hiperplasia.

Efeito da pílula no endométrio:

As glândulas são pequenas, rectas e inactivas, revestidas por células epiteliais imaturas num estroma decidualizado. As glândulas podem ter secreção eosinofílica densa (secreção abortiva).

INFLAMAÇÃO, NECROSE E INFECÇÕES

Endometrite:

O endométrio é normalmente povoado por várias células inflamatórias, incluindo linfócitos (ocasionalmente organizados em folículos e centros germinativos), macrófagos e mastócitos (Hendrickson et al, 2006). Os neutrófilos e os eosinófilos são pouco detectáveis no endométrio proliferativo, mas aumentam dramaticamente imediatamente antes da menstruação. Os neutrófilos podem ser vistos nas proximidades da necrose fisiológica da decídua durante a gravidez. Linfócitos granulares infiltram o estroma do endométrio secretor tardio, menstrual e gestacional. Estas observações implicam que devem estar presentes critérios morfológicos específicos antes de diagnosticar uma inflamação endometrial clinicamente significativa.

Endometrite aguda:

Este diagnóstico requer a presença de agregados confluentes de células polimorfonucleares que formam microabscessos, bem como a infiltração e destruição do epitélio glandular. A infiltração difusa do endométrio por linfócitos granulares e neutrófilos durante a menstruação não deve ser interpretada como prova de endometrite aguda.

Endometrite crónica:

A endometrite crónica (EC) é uma inflamação persistente do endométrio e é observada em 3-10% das mulheres que apresentam AUB. O diagnóstico histológico de endometrite crónica baseia-se na presença de células plasmáticas no endométrio (Bayer-Garner et al, 2004). Outras caraterísticas morfológicas associadas incluem edema superficial do estroma, aumento da densidade do estroma, rutura do estroma, irregularidade da arquitetura da glândula, infiltrado do estroma incluindo linfócitos e leucócitos com um infiltrado leucocitário glandular (Greenwood e Moran, 1981). No entanto, nem todos os casos de endometrite crónica apresentam estes achados morfológicos clássicos.

A endometrite crónica segue-se normalmente à gravidez, à inserção de um DIU e ao aborto. Pode dever-se a infeção viral, por clamídia, gonocócica, tuberculosa e inespecífica (Campbell e Monga, 2006). A taxa de deteção de endometrite crónica no estudo de Mahmoud e Rifat (2013) foi de 8,4%. Outros estudos, realizados por Wahda et al (2010) e Zeeba et al (2013), registaram uma incidência de 7,7% e 6,11% de endometrite crónica nos seus estudos. Um estudo de Adeboyega et al (2010) detectou uma prevalência de 15,6% no seu estudo, que era superior aos 3-10% registados no estudo de Bayer et al (2004). Smith et al (2009) encontraram 16% de diagnósticos incorrectos de EC em biopsias. Este facto foi atribuído à imunomarcação específica dos plasmócitos, que pode não ser detectada no H&E.

A apresentação clínica da endometrite crónica é muito variada e inespecífica (Greenwood e Moran, 1981). As doentes são geralmente assintomáticas ou apresentam apenas anomalias subtis, como hemorragia uterina anormal, dor pélvica, dispareunia e leucorreia. A EC também foi relatada em 30% das pacientes com falhas repetidas de implantação, 28% das pacientes com infertilidade inexplicável e 12% das pacientes com abortos espontâneos recorrentes inexplicáveis (Johnston-MacAnanny et al, 2010; Kitaya, 2011).

Existem atualmente vários critérios diferentes utilizados na literatura para diagnosticar a inflamação do trato genital superior. Estes incluem a presença de cinco ou mais neutrófilos por campo de alta potência (HPF) e 1 ou mais células plasmáticas no estroma endometrial por campo de baixa potência (Kiviat et al, 1990) e >2 células plasmáticas por HPF (Ness et al, 2002). A presença de uma única célula plasmática em toda a amostra é suficiente (Paukku et al, 1999). Vicetti et al (2011) e Adegboyega et al (2010) propuseram que a presença de um ou dois plasmócitos com alterações estromais e/ou glandulares associadas na AUB é suficiente para o diagnóstico de endometrite crónica. (Adegboyega et al, 2010) sugeriu que, se estiverem presentes muitos plasmócitos na ausência de alterações estromais proeminentes, o diagnóstico de endometrite crónica ainda pode ser feito. Foi explicado que as alterações estromais e glandulares associadas dependem da duração da doença, uma vez que nas fases iniciais as alterações estromais ou glandulares podem não ser proeminentes.

Kitaya K e Yasuo (2010) demonstraram que o endométrio com EC expressa as quimiocinas CXCL1, CXCL13 e as moléculas de adesão selectina E, responsáveis pelo recrutamento de linfócitos B locais da microcirculação endometrial e, subsequentemente, pela sua diferenciação in situ em plasmócitos. Esta composição invulgar de leucócitos no EC pode perturbar a integridade do revestimento epitelial e provocar a descamação endometrial, resultando em AUB.

A EC também foi encontrada no contexto da doença inflamatória pélvica em associação com um dispositivo intrauterino ou com produtos de conceção retidos. Kiviat et al (1990) sugeriram que a combinação de inflamação aguda (>5 leucócitos polimorfonucleares/×400 campos no epitélio da superfície endometrial) e plasmócitos estromais (>1 plasmócito/×120 campos no estroma endometrial) era uma regra altamente sensível e específica para prever a presença de salpingite positiva em cultura e visível por laparoscopia.

A EC responde ao regime de antibióticos ou pode ser auto-limitada, uma vez que o próprio ato de curetagem é auto-terapêutico. Assim, é necessária uma avaliação exacta das amostras endometriais na hemorragia uterina anormal, tanto por interesse académico como para evitar cirurgias desnecessárias.

Endometrite granulomatosa:

A maioria dos granulomas uterinos está relacionada com instrumentação prévia e, mesmo quando difusos, só raramente estão relacionados com doença sistémica (Almoujahed et al, 2002). A endometrite tuberculosa é uma causa comum de infertilidade nos países em desenvolvimento. Caracteriza-se por uma resposta inflamatória crónica granulomatosa caracterizada por granuloma de células epitelióides com células gigantes de Langhans.

Pólipo endometrial:

O pólipo endometrial é uma lesão grosseiramente pedunculada que se projecta na cavidade endometrial. As glândulas são geralmente cisticamente dilatadas e revestidas por um epitélio pseudo-estratificado ativo contendo figuras mitóticas ou, na doente pós-menopáusica, por um epitélio plano e inativo. As glândulas e o estroma do pólipo não respondem à estimulação com progesterona e mantêm a sua integridade durante todo o ciclo menstrual. Em material obtido de D&C, onde normalmente só se obtêm fragmentos do pólipo, a distinção com hiperplasia endometrial é feita através do exame do estroma. Nesta última condição, as células do estroma são activas, com núcleos vesiculares grandes e figuras mitóticas ocasionais, enquanto o estroma de um pólipo é composto por células fusiformes, contém abundante tecido conjuntivo extracelular e tem grandes vasos sanguíneos espessos.

Hiperplasia endometrial:

A hiperplasia endometrial é definida como um aumento da proliferação das glândulas endometriais, em relação ao estroma, resultando num aumento do rácio glândula/estroma em relação ao endométrio normal. As glândulas proliferativas variam em tamanho e forma e podem apresentar atipia citológica, que pode progredir ou coexistir com o carcinoma endometrial. Foram-lhe atribuídas várias causas, mais frequentemente associadas à estimulação prolongada do endométrio por estrogénios, devido a anovulação, obesidade, doença do ovário poliquístico, tumores funcionais das células da granulosa do ovário e terapia de substituição de estrogénios.

CLASSIFICAÇÃO DA HIPERPLASIA ENDOMETRIAL:

De acordo com a última classificação publicada em 2014, a OMS classificou a hiperplasia endometrial em duas grandes categorias: 1) Hiperplasia sem atipia, 2) Hiperplasia atípica / neoplasia intra-epitelial endometrial. As hiperplasias sem atipia são consideradas patologias benignas, sem alterações genéticas relevantes, que regridem com tratamento conservador (gestagénios orais, DIU de gestagénio e eliminação da causa da anovulação). No entanto, as hiperplasias endometriais atípicas apresentam muitas das mutações típicas do carcinoma endometrial invasivo (Owings e Quick (2014); Trimble et al, 2012). A histerectomia é, por conseguinte, o tratamento de eleição para a hiperplasia endometrial atípica, mas em doentes mais jovens o tratamento recomendado é a terapia com doses elevadas de gestagénio com monitorização histológica rigorosa adequada (Trimble et al, 2012).

HIPERPLASIA SEM ATIPIA

- Hiperplasia simples sem atipia
- Hiperplasia complexa sem atipia

HIPERPLASIA ATÍPICA/NEOPLASIA INTRA-EPITELIAL DO ENDOMÉTRIO

- Hiperplasia atípica simples
- Hiperplasia atípica complexa

Hiperplasia simples: As glândulas são de vários tamanhos e formas irregulares com dilatação cística com hiperplasia ligeira. O padrão de crescimento epitelial e a citologia são semelhantes aos do endométrio proliferativo e as mitoses não são proeminentes.

Hiperplasia complexa: Há um aumento do rácio glândulas/estroma, juntamente com uma aglomeração glandular acentuada, causando um arranjo de glândulas de trás para a frente, com uma bolsa para dentro e para fora e um estroma interveniente escasso.

Hiperplasia atípica: Hiperplasia atípica simples - consiste em atipias citológicas nas células glandulares, tais como perda de polaridade, núcleos vesiculares, nucléolos proeminentes, as células tornam-se arredondadas e perdem a orientação perpendicular normal em relação à membrana basal.

Hiperplasia atípica complexa - consiste numa aglomeração consecutiva de glândulas revestidas por células atípicas. As células "espumosas" carregadas de lípidos podem ser observadas no estroma interveniente.

Kurman et al (1985) descreveram um risco de 23% de progressão da hiperplasia endometrial para carcinoma entre as lesões classificadas como hiperplasia complexa com atipia, ao passo que esse risco era de apenas 2% nas lesões classificadas como hiperplasia sem atipia, com um seguimento médio de 13,4 anos.

Carcinoma do endométrio:

O carcinoma do endométrio é a neoplasia maligna ginecológica mais comum nos países desenvolvidos (Li et al, 2005). Ocorre tipicamente em indivíduos idosos, sendo que 80% das doentes estão na pós-menopausa aquando do diagnóstico (Weitmann et al, 2001). No entanto, pode ocorrer em qualquer grupo etário e foi mesmo registado em associação com gravidez intra-uterina (Moinfar et al, 2007). A maioria dos adenocarcinomas do endométrio que ocorrem em mulheres com 40 anos ou menos são do tipo endometrióide, bem a moderadamente diferenciados e em fase inicial da doença (Oliva et al, 1998). Por outro lado, os tumores de pacientes idosas têm maior probabilidade de serem moderadamente ou pouco diferenciados e têm doença mais avançada na altura do diagnóstico (Tavassoli et al, 1981).

Os carcinomas do endométrio dividem-se em tipos endometrióides e variantes especiais. A maioria dos grandes estudos refere que o cancro do endométrio representa 80% dos adenocarcinomas do endométrio. Os grupos de alto risco incluem doentes obesas, diabéticas, hipertensas e inférteis, doentes com falhas na ovulação e hemorragias disfuncionais, utilizadores de estrogénios de longa data, doentes com cancro da mama tratadas com tamoxifeno e doentes com graus graves de hiperplasia endometrial (Lillemoe et al, 1991; Inayama et al, 2000).

Microscopicamente, cerca de 80% dos tumores epiteliais malignos do endométrio são adenocarcinomas convencionais, que são normalmente divididos em bem (grau I, 50%), moderadamente (grau II, 35%) e mal diferenciados (grau III, 15%). O sistema de três graus da FIGO baseia-se principalmente no padrão de crescimento (proporção relativa de áreas glandulares e sólidas), mas também prevê a atipia nuclear (Gutmannet al, 1994). Foram também propostos sistemas alternativos de dois graus (baixo grau e alto grau) baseados principalmente em critérios arquitectónicos (Hart, 1997).

O fator etiológico mais importante para as AUB está relacionado com os diferentes grupos etários, sejam eles pré-menopáusicos, perimenopáusicos ou pós-menopáusicos (Sarwat e Roohi, 2011). Shah et al (2014) registaram uma frequência máxima (53,3%) de AUB no grupo etário dos 41-50 anos. Outros estudos realizados por Muzzaffar et al (2005) e Sarwat et al (2011) registaram uma incidência de 48,1% e 59%, respetivamente. A elevada incidência neste grupo etário pode dever-se ao facto de, à medida que a menopausa se aproxima, a diminuição do número de folículos ováricos e o aumento da resistência à estimulação gonadotrófica resultarem num baixo nível de estrogénio que não consegue manter o endométrio normal em crescimento (Jairajpuri et al, 2013).

Assim, a hiperplasia endometrial é um diagnóstico comum em mulheres na perimenopausa que causam sintomas de hemorragia irregular ou prolongada devido a ciclos anovulatórios. A hemorragia intensa é secundária a um nível sustentado de estrogénio que provoca um crescimento excessivo que afecta não só as glândulas e o estroma, mas também uma vascularização anormal (Takreem et al, 2009). O diagnóstico, a avaliação e o acompanhamento de doentes com esta doença são importantes devido ao potencial maligno, que é variável consoante o tipo de hiperplasia (Muzaffar et al, 2005).

Shah et al (2014) relataram que o endométrio cíclico normal foi o padrão mais comum na AUB, entre os quais o proliferativo foi (38,1%) e o endométrio secretor foi incluído (9,2%). Da mesma forma, Abdullah et al (2011) relataram um padrão cíclico normal em 46,6%. A incidência de endométrio proliferativo documentada por Riaz S et al (2010) foi de 33% e de 42% por Patil et al (2009).

As causas disfuncionais foram responsáveis pela maioria dos casos, representando 61,3% da hemorragia uterina anormal, seguidas das causas orgânicas, que constituíram 38,7% no estudo de Mahmoud e Rifat (2013). O achado histopatológico mais comum entre as causas orgânicas foi a hiperplasia endometrial em 60,1% dos casos, seguida por alterações atróficas em 12,8%, pólipo em 10,4%, endometrite em 9,8% e carcinoma endometrial em 6,9% por (Mahmoud e Rifat (2013).

Shah et al (2014) também relataram o endométrio cíclico normal como o padrão histopatológico mais comum em 47,3% dos casos, seguido de hiperplasia endometrial em 42,9% dos casos. A hiperplasia simples foi encontrada em 35% dos casos, sendo o segundo padrão histopatológico mais comum no estudo de Shah et al (2014). Outros estudos realizados por Riaz S et al (2010) registaram a hiperplasia simples como o segundo padrão mais comum em 25% dos casos, enquanto Jairajpuri et al (2013) registaram uma incidência mais elevada de 66% no seu estudo.

A incidência de hiperplasia complexa sem atipia (CH) foi observada em 2,9% e com atipia (CAH) em 3,1% (Shah et al, 2014). Khan S et al (2011) registaram uma incidência de CH de 2,8% e de CAH de 1,0%, respetivamente.

Entre as hiperplasias, a hiperplasia simples sem atipia foi a mais comum em 35,3% dos casos, seguida da hiperplasia atípica em 4,7% dos casos e da hiperplasia complexa sem atipia em 2,9% dos casos. O carcinoma endometrial foi detectado em 0,3% dos casos, enquanto as restantes amostras, que incluíam endometrite crónica, pólipo endometrial e leiomioma, constituíam 7,3%. O endométrio atrófico foi observado apenas em 1,1% dos casos (Shah et al, 2011).

A incidência de pólipos endometriais observada por Shah et al (2014) foi de 2,63%. Vários outros estudos relataram uma incidência semelhante de 5% por Patil et al (2009), 2,46% por Bhatta eand Sinha (2012), 4,2% por Sarwat et al (2011) e 1,7% por Jairajpuri et al (2013). Existe uma diferença significativa entre o pólipo endometrial e o endométrio normal na expressão dos receptores, na proliferação celular e na regulação da apoptose. Estas diferenças, combinadas com aberrações cromossómicas não aleatórias e monoclonalidade, sugerem que o pólipo pode proporcionar um microambiente adequado para o desenvolvimento de malignidade (Saraswathi et al, 2011). Por conseguinte, os pólipos endometriais no grupo etário da perimenopausa requerem uma avaliação e um acompanhamento adequados. Verificou-se que a incidência de pólipos no grupo etário mais jovem era baixa devido ao possível mecanismo de regressão espontânea que é caraterístico do endométrio cíclico no grupo etário reprodutivo (Saraswathi et al, 2011).

A incidência de endométrio atrófico foi observada em 1,1% dos casos por Shah et al (2014), o que está intimamente relacionado com os resultados de 1% por Khan S et al (2011) e 1,1% por Jairajpuri et al (2013). A hemorragia pós-menopausa está frequentemente associada a um endométrio atrófico. A causa exacta não é conhecida. Postula-se que, em consequência da ausência prolongada de qualquer estimulação estrogénica exógena ou endógena, o endométrio atrófico fino é suscetível de sofrer pequenas lesões e pode ser responsável pela hemorragia pós-menopáusica, mesmo na ausência de uma lesão identificável (Bhatta e Sinha, 2012).

Os plasmócitos têm uma cromatina caraterística em forma de relógio, com um núcleo excêntrico e um halo perinuclear visível. No entanto, muitas condições podem imitar ou interferir com a pesquisa de plasmócitos no H e E de rotina. Os plasmócitos podem ser obscurecidos no H e E por um infiltrado mononuclear, células estromais plasmocitóides, mitose estromal abundante, reação pré-decidual pronunciada, caraterísticas menstruais ou alterações secundárias devidas ao tratamento exógeno com progesterona antes da biopsia (Bayer-Garner et al, 2004; Crum et al, 1983). Isto exige uma avaliação mais exacta destas amostras, a fim de evitar cirurgias desnecessárias em doentes com AUB (Bayer-Garner e Korourian, 2001; Gilmore et al, 2007) ou biópsias repetidas em doentes com infertilidade (Gilmore et al, 2007), e em doentes infectadas com o vírus da imunodeficiência humana (VIH), nas quais a morbilidade de uma histerectomia pode ser evitada (Eusher e Nuovo, 2002).

Foram utilizadas técnicas de diagnóstico auxiliares para identificar as células plasmáticas, como a coloração com verde de metilo da pironina, a imuno-histoquímica (IHC) para a imunoglobulina G ou o sindecan e a hibridação insitu para as cadeias leves (Gilmore et al, 2007; Eusher e Nuovo, 2002; Crum et al, 1983). As células plasmáticas apresentam uma forte imunorreactividade do sindecan-1 na membrana celular citoplasmática.

Gilmore H et al (2007), no seu estudo, verificaram um aumento da incidência de células plasmáticas no endométrio proliferativo desordenado (DPE), seguido do endométrio proliferativo com rutura (PEB), mas raro no endométrio proliferativo normal. Isto sugere que os plasmócitos são frequentemente observados no endométrio de mulheres com rutura focal do estroma. No entanto,

Kitaya K e Yasuo (2010) encontraram uma incidência quase igual na fase proliferativa (10,9%) e na fase secretora (9,3%).

SYNDECAN-1

O sindecano1 (SYND1), também designado CD138, é um proteoglicano de membrana integral de tipo I que contém grupos de sulfato de condroitina e de sulfato de heparano. É expresso no rato em células pré-B, células B imaturas e células plasmáticas. O sindecano-1 também se encontra nas superfícies basolaterais das células epiteliais, nas células endoteliais dos capilares em crescimento e nas células mesenquimatosas de condensação embrionária. É muito utilizado na citometria de fluxo para identificar plasmócitos e (Vicetti et al, 2011). Também é utilizado como marcador para identificar plasmócitos malignos e benignos em tecidos incluídos em parafina; no entanto, não se sabe se é expresso por células mononucleares, linfócitos ou células estromais endometriais. (Bayer-Garner et al., 2004).

Estrutura:

Os sindecanos são proteoglicanos transmembranares (PGs) compostos por uma proteína central à qual estão ligadas cadeias laterais de glicosaminoglicanos (GAGs) que se ligam a factores de crescimento. A família dos sindecanos é constituída por quatro membros. O sindecano-1 é o principal sindecano das células epiteliais (Saunders et al, 1989), o sindecano-2 está presente principalmente em células de origem mesenquimal (Marynen et al, 1989), o sindecano-3 encontra-se principalmente no tecido neuronal e na cartilagem (Carey et al, 1992) e o sindecano-4 é expresso de forma ubíqua (David et al, 1992).Os núcleos proteicos dos sindecanos são constituídos por um domínio citoplasmático C-terminal altamente conservado, um domínio transmembranar de passagem única e um grande domínio extracelular N-terminal (Bernfield et al,1999 ;

O ectodomínio transporta até cinco cadeias de GAG, e o sindecano-1 de diferentes tecidos apresenta diferentes tipos de GAG, incluindo sulfato de heparano (HS) e sulfato de condroitina (CS) de comprimento e estrutura fina variáveis (Sanderson et al., 1988).

FUNÇÕES:

- Migração celular

- Proliferação celular

- Actua como um recetor da matriz extracelular que se liga a colagénios, fibronectina e trombospondina.

- Co-localiza-se com filamentos ricos em actina e pode atuar na ligação entre o citoesqueleto e a matriz extracelular, na adesão célula-célula e na adesão célula-matriz extracelular. (Carey, 1997; Ridley et al, 1993; Liebersbach e Sanderson,1994).

Doenças inflamatórias:

A inflamação é uma resposta fundamental do hospedeiro a agentes endógenos ou exógenos que têm o potencial de causar lesões nos tecidos. A resposta inflamatória remove ou sequestra agentes nocivos e facilita a restauração da estrutura e função normais dos tecidos danificados. Vários mecanismos reguladores evoluíram para conter e resolver ativamente a resposta inflamatória de forma atempada, a fim de evitar lesões tecidulares inflamatórias excessivas. No entanto, quando um ou vários destes mecanismos falham, a resposta inflamatória pode ser exagerada ou sustentada e conduzir a várias doenças agudas e crónicas, como a lesão pulmonar aguda, a sépsis, a colite, a artrite, a asma e a fibrose do pulmão, do coração, da pele, dos rins e do fígado. O sindecan-1 liga-se a muitos factores que medeiam e regulam a resposta inflamatória (Bartlett et al, 2007).

A resposta inflamatória aguda, que ocorre em minutos a horas, envolve a entrega coordenada de proteínas plasmáticas e o recrutamento de leucócitos para o local da infeção ou lesão. Embora respostas leucocitárias exageradas ou sustentadas levem a lesões teciduais indesejadas, um recrutamento adequado e atempado de leucócitos é essencial para a reparação, uma vez que as feridas tendem a cicatrizar mal e podem mesmo levar a resultados letais em indivíduos com leucócitos insuficientes (Lekstrom-Himes e Gallin, 2000).

Uma das principais funções do sindecan-1 na inflamação é regular negativamente a adesão e a migração dos leucócitos, possivelmente através da inibição das interações entre as integrinas dos leucócitos e as ICAM-1 e VCAM-1 endoteliais. Curiosamente, os neutrófilos Sdc1 apresentaram um aumento da adesão às células endoteliais e ao ICAM-1 in vitro, que foi reduzido pela adição de heparina de baixo peso molecular (Kharabi Masouleh et al, 2009), sugerindo que o sindecano-1 nos neutrófilos regula negativamente a adesão dos neutrófilos às células endoteliais de uma forma dependente da HS.

No entanto, como é evidente pela utilização do sindecan-1 (CD138) como marcador de plasmócitos e tumores da linhagem de células B (Sanderson e Borset, 2002), os leucócitos que não os plasmócitos não expressam normalmente o sindecan-1. Foi registada a indução do sindecan-1 em macrófagos activados (Yeaman e Rapraeger, 1993), mas tal não foi observado noutros leucócitos. Assim, é provável que o sindecan-1 nas células endoteliais ou o sindecan-1 derivado de células epiteliais funcionem como inibidores da adesão de leucócitos.

O sindecan-1 também regula a geração e a atividade de gradientes de quimiocinas em doenças inflamatórias. A maioria das quimiocinas liga-se às HSPGs através de domínios discretos que contêm uma série de aminoácidos com carga positiva (Lortat-Jacob et al, 2002; Handel et al, 2005). Pensa-se geralmente que esta interação é importante para ligar as quimiocinas às superfícies das células endoteliais no local da infeção ou lesão, activando os leucócitos fracamente ligados e induzindo a sua adesão firme ao endotélio, e gerando um gradiente de quimiocinas que orienta a migração direcional dos leucócitos (Handel et al, 2005; Bao et al, 2010).

O Syndecan-1 apresenta uma coloração membranosa caraterística das células plasmáticas. A IHC com Syndecan1 aumentou a taxa de deteção de células plasmáticas que não foram identificadas na H e E original em biópsias que apresentavam estroma fusiforme, rutura do estroma e/ou edema do estroma. Kannar etal (2012) estudaram 50 biópsias endometriais, das quais apenas três casos apresentavam células plasmáticas na H e E, enquanto 26 casos apresentavam células plasmáticas na IHC. Na IHC, as células plasmáticas foram observadas em 11 (69%) dos endométrios proliferativos desordenados, 8 (66%) nos endométrios proliferativos com rutura e 1 (7%) nos endométrios proliferativos normais. Também foram observadas células plasmáticas em 2 (40%) dos endométrios secretores. Três casos de endometrite crónica diagnosticados na histopatologia apresentavam células plasmáticas de grau 1 (1 caso) e grau 3 (2 casos). Um caso de pólipo endometrial apresentava plasmócitos de grau 2 que não foram observados na H e E. A presença de rutura do estroma mostrou uma associação significativa com os plasmócitos ($P = 0,02$), ao passo que a irregularidade da arquitetura da glândula ($P = 0,28$), o edema do estroma ($P = 0,71$) e o estroma fusiforme ($P = 0,72$) não mostraram uma associação significativa.

Noutro estudo de Bayer-Garner et al (2004), a imunohistoquímica do sindecan-1 foi efectuada em 47 amostras de curetagem endometrial (faixa etária, 28-77 anos), o que resultou em 20 doentes em que pelo menos um nível de biopsia continha mais de 5 células plasmáticas. O diagnóstico de endometrite crónica foi feito em 35% das doentes na biópsia H&E original, enquanto as restantes foram diagnosticadas como endométrio proliferativo e secretor em 25% dos casos, seguido de endométrio menstrual, pólipo endometrial, endométrio secretor com pólipo endometrial e pólipo endometrial com efeito de hormonas exógenas em 5% dos casos, respetivamente

No presente estudo, será efectuada imunohistoquímica com sindecan-1, para além de H&E, para estabelecer a associação entre plasmócitos e diferentes lesões de AUB e para avaliar o espetro histopatológico do endométrio em doentes de diferentes faixas etárias que apresentem AUB.

Tratamento:

Existem poucas evidências e recomendações de especialistas para o tratamento. A escolha do tratamento para a AUB aguda depende da estabilidade clínica, da suspeita da etiologia da hemorragia, do desejo de fertilidade futura e dos problemas médicos subjacentes. Os dois principais objectivos do tratamento da AUB aguda são o controlo do episódio atual de hemorragia intensa e a redução das perdas de sangue menstrual nos ciclos subsequentes. A terapia médica é considerada o tratamento inicial preferido.

Gestão médica:

O tratamento hormonal é considerado a primeira linha de terapia médica para pacientes com AUB aguda sem distúrbios hemorrágicos conhecidos ou suspeitos. Os tratamentos médicos incluem fármacos anti-inflamatórios não esteróides ou antiprostaglandinas, ácido tranexâmico, dispositivos intra-uterinos de libertação de progestagénio, pílulas contraceptivas orais combinadas e outras terapias hormonais.

Os CO combinados e os progestagénios orais, tomados em regimes de doses múltiplas, também são habitualmente utilizados para a AUB aguda. Um estudo comparou participantes que foram submetidas a terapia com COs administrados três vezes ao dia durante 1 semana com aquelas que foram submetidas a terapia com acetato de medroxiprogesterona administrado três vezes ao dia durante 1 semana para o tratamento de AUB aguda (Munro et al, 2006). O estudo concluiu que a hemorragia parou em 88% das mulheres que tomaram CO e em 76% das mulheres que tomaram acetato de medroxiprogesterona num prazo médio de 3 dias. Para todas as pacientes, as contra-indicações a estas terapêuticas devem ser consideradas antes da administração.

Os fármacos antifibrinolíticos, como o ácido tranexâmico, actuam impedindo a degradação da fibrina e são tratamentos eficazes para os doentes com AUB crónica. Foi demonstrado que reduzem a hemorragia nestes doentes em 30-55% (Lethaby et al, 2000; Lukes et al, 2010). O ácido tranexâmico reduz eficazmente a hemorragia intra-operatória e a necessidade de transfusão em doentes cirúrgicos e é provavelmente eficaz em doentes com AUB aguda, embora não tenha sido estudado para esta indicação Alshryda et al, 2011; James et al, 2011). Os especialistas recomendam o uso de ácido tranexâmico oral ou intravenoso para o tratamento de AUB aguda (James et al, 2011). Foi relatado que o tamponamento intrauterino com um cateter Foley 26F infundido com 30 ml de solução salina controla a hemorragia com sucesso e também pode ser considerado (James et al, 2011; Hamani et al, 2010).

As pacientes com distúrbios hemorrágicos conhecidos ou suspeitos podem responder às opções de tratamento hormonal e não hormonal listadas anteriormente nesta secção. A consulta com um hematologista é recomendada para essas pacientes, especialmente se o sangramento for difícil de controlar ou se o ginecologista não estiver familiarizado com as outras opções de tratamento médico.

Os doentes com perturbações hemorrágicas ou anomalias da função plaquetária devem evitar os anti-inflamatórios não esteróides devido ao seu efeito na agregação plaquetária e à sua interação com medicamentos que podem afetar a função hepática e a produção de factores de coagulação (Kadir et al, 2005).

Tratamento cirúrgico:

A necessidade de tratamento cirúrgico baseia-se na estabilidade clínica da paciente, na gravidade da hemorragia, nas contra-indicações ao tratamento médico, na falta de resposta da paciente ao tratamento médico e na condição médica subjacente da paciente. As opções cirúrgicas incluem dilatação e curetagem (D&C), ablação endometrial, embolização da artéria uterina e histerectomia. A escolha da modalidade cirúrgica (por exemplo, D&C versus histerectomia) baseia-se nos factores acima mencionados e no desejo da paciente de ter fertilidade no futuro. Tratamentos específicos, como histeroscopia com D&C, polipectomia ou miomectomia, podem ser necessários se houver suspeita de anormalidades estruturais como causa da AUB aguda. A dilatação e curetagem por si só (sem histeroscopia) é uma ferramenta inadequada para a avaliação de distúrbios uterinos e pode proporcionar apenas uma redução temporária da hemorragia (os ciclos após a D&C não melhorarão) (Bettocchi et al, 2001). A dilatação e curetagem com histeroscopia concomitante pode ser útil para as pacientes em que se suspeita de patologia intra-uterina ou em que se pretende obter uma amostra de tecido (Bettocchi et al, 2001). Relatos de casos de embolização da artéria uterina e ablação endometrial mostram que estes procedimentos controlam com sucesso a AUB aguda (Nichols e Gill, 2002; Bowkley et al, 2007). A ablação endometrial, embora facilmente disponível na maioria dos centros, só deve ser considerada se outros tratamentos tiverem sido ineficazes ou estiverem contra-indicados, e só deve ser realizada quando a mulher não tiver planos para ter filhos no futuro e quando a possibilidade de cancro do endométrio ou do útero tiver sido excluída de forma fiável como causa da AUB aguda. A histerectomia, o tratamento definitivo para o controlo da hemorragia abundante, pode ser necessária para as doentes que não respondem à terapêutica médica.

Capítulo 4
MATERIAIS E MÉTODOS

O nosso estudo é um estudo prospetivo realizado em 265 doentes com hemorragia uterina anormal no Departamento de Patologia da Faculdade de Medicina Jawaharlal Nehru, AMU, Aligarh, durante um período de 2 anos, de novembro de 2013 a outubro de 2015. Foram efectuadas biópsias endometriais/curetagem em doentes que compareceram na enfermaria de ginecologia com queixas de hemorragia vaginal irregular.

A história clínica completa da doente foi recolhida do processo, incluindo o nome, a idade, a morada, a paridade, a história menstrual anterior, o padrão hemorrágico e a data da última menstruação, a atividade sexual, a história contraceptiva (oral, parentérica, dispositivo contracetivo intrauterino (DCIU) ou laqueação das trompas), a história medicamentosa, incluindo os medicamentos actuais, e a história médica anterior (especialmente história de tuberculose, diabetes e/ou hipertensão e outras doenças crónicas), tendo sido registados todos os resultados do exame físico.

CRITÉRIOS DE INCLUSÃO:

Foram incluídas no estudo todas as biópsias e curetagens endometriais enviadas para avaliação histopatológica no Serviço de Anatomia Patológica com antecedentes de hemorragia uterina anormal.

CRITÉRIOS DE EXCLUSÃO:

- Mulheres com complicações na gravidez como (abortos ameaçados/incompletos/perdidos, gravidez molar e gravidez ectópica)
- Coagulação e diátese hemorrágica
- Doenças endocrinológicas
- Hemorragia devida a outras causas que não de origem endometrial, malignidade ginecológica previamente diagnosticada

\- Espécimes de histerectomia de mulheres com AUB

As amostras de biópsia/curetagem do endométrio foram recebidas no laboratório de histopatologia para serem processadas em formalina neutra tamponada a 10% (10 ml de formaldeído a 40% diluído em 90 ml de água). O tecido foi fixado durante 24 horas com duas mudas de formol salino e incluído em parafina, que foi posteriormente cortado em secções de 4-5 microns de espessura.As secções foram coradas com hematoxilina e eosina de rotina (H&E) e imuno-histoquímica com sindecan-1. Os vários padrões histopatológicos foram identificados e classificados de acordo com os diferentes grupos etários e as células plasmáticas foram avaliadas em lâminas H&E e imunomarcadas.

Os sistemas de trabalho para as reacções imuno-histoquímicas foram representados pelo antibiótico monoclonal de rato anti-humano (Syndecan-1) pronto a usar do clone MI15 e a visualização foi obtida com DAB (3,3'- diaminobenzidina, Dako).

PROCESSAMENTO DE TECIDOS

As secções de tecido foram colocadas em cassetes separadas e processadas no YORKO Automated Tissue Processor utilizando o seguinte método:

- Álcool etílico a 70%   :   1 hora .
- Álcool etílico a 80%   :   1 hora .
- Álcool etílico a 95%   :   1 hora .
- Álcool absoluto   :   2 mudanças de 1   hora   cada.
- Álcool de cobre   :   2 mudanças de 1   hora   cada.
- Anilina   :   6 horas .
- Xileno   :   2 mudanças de 1   hora   cada.
- Cera de parafina   :   2 mudanças de 1   ,5 horas cada.

Os tecidos processados foram transferidos do banho de cera final para moldes rectangulares (peças em L de Leuckhart) cheios de cera de parafina derretida para formar blocos. Uma vez solidificadas, foram cortadas longas fitas de secções finas (4-5 microns de espessura) utilizando um micrótomo rotativo (LEICA RM 2125 RT) e imediatamente colocadas num banho de água quente a 60° C para que a cera derretesse. Finalmente, as secções foram montadas em lâminas de vidro limpas revestidas com albumina.

COLORAÇÃO DE SECÇÕES DE TECIDOS

A coloração foi efectuada com hematoxilina e eosina de acordo com o seguinte método.

Princípio: A hematoxilina é um corante básico que se combina com os componentes ácidos do núcleo celular para produzir uma coloração azul-escura. Por outro lado, a eosina, sendo ácida, cora o citoplasma das células e a maior parte das fibras do tecido conjuntivo em vários tons de rosa.

Técnica: Foram utilizados os seguintes passos:

1. As secções foram desparafinizadas por aquecimento a 65-70 °C durante 3-5 minutos na mesa de aquecimento de lâminas Yorko e depois mergulhadas em xileno durante 1-2 minutos.

2. Reidratação por passagem em série por álcoois etílicos graduados (95%, 80%, 70% e 50%).

3. Mergulhar em hematoxilina de Harris durante 3-5 minutos.

4. Lavar com água corrente da torneira durante 5 minutos para remover o excesso de corante e induzir o azulamento.

5. Mergulhar em álcool ácido durante 5-10 segundos para diferenciação.

6. Colocar de novo sob a água da torneira para azular durante 10 minutos.

7. Corar com Eosina Y a 1% durante 10 minutos.

8. Lavar em água corrente da torneira durante 5 minutos para retirar o excesso de nódoa.

9. Reidratação por imersão em graus crescentes de álcool etílico.

10.   Limpar com xilol e deixar secar.

11.   Montado em DPX.

Resultados:

- Núcleos celulares   :   azul/preto.

- Citoplasma   :   Várias tonalidades de cor-de-rosa.

- Fibras musculares   :   de cor-de-rosa profundo a vermelho.

- Glóbulos vermelhos: de laranja a vermelho.

IMUNOHISTOQUÍMICA PARA O SINDECAN-1

As secções para o ensaio imuno-histoquímico para Syndecan-1 (3-4µ de espessura) foram colhidas em lâminas de vidro limpas revestidas com poli-L-lisina e coradas de acordo com o seguinte protocolo:

1.   As secções foram desparafinizadas por aquecimento a 60° C durante 3-5 minutos na mesa de aquecimento de lâminas Yorko e depois mergulhadas duas vezes em xileno durante 5 minutos cada.

2.   Reidratação por passagem em série por álcoois etílicos graduados (95%, 80%, 70% e 50%) durante 5 minutos em cada um.

3.   Lavar em água destilada durante 5 minutos.

4.   A recuperação do antigénio foi efectuada através da imersão das lâminas em tampão citrato pré-aquecido (pH 6,0) e do aquecimento em forno micro-ondas a 95-98° C durante 20 minutos.

5.   O bloqueio da peroxidase endógena foi feito mergulhando as lâminas (mantidas em câmara húmida) numa mistura de 50 ml de metanol com 1,5 ml de peróxido de hidrogénio durante

30 minutos, seguido de lavagem com água destilada durante 5 minutos.

6.	As lâminas foram arrefecidas à temperatura ambiente e lavadas com tampão Tris (pH-7,2) durante 3 vezes de 3 minutos cada.

7.	O anticorpo primário (anticorpo monoclonal de ratinho pronto a usar anti-sindecano-1 humano, clone MI15) na diluição de 1:100 foi adicionado às secções e as lâminas foram incubadas durante a noite.

8.	Lavar com tampão Tris (pH-7,2) durante 3 vezes de 3 minutos cada.

9.	O anticorpo secundário (HRP) foi adicionado às secções e incubado durante 30 minutos.

10.	Lavar com tampão Tris (pH-7,2) durante 3 vezes de 3 minutos cada.

11.	Foi adicionado cromogénio de diaminobenzidina (DAB) em tampão DAB (na proporção de 1:50) e as lâminas foram incubadas durante 3 minutos.

12.	Lavar com água destilada durante 15 minutos.

13.	Corar por imersão em hematoxilina durante 30 segundos.

14.	Lavar com água destilada durante 5 minutos.

15.	Rehidratação por imersão em graus crescentes de álcool etílico (50%, 70%, 80% e 95%) durante 2 minutos em cada um.

16.	Secagem ao ar e montagem final em DPX.

17.	Um controlo positivo e um controlo negativo foram preparados e corados simultaneamente com as secções em avaliação.

A validação da reação foi conseguida utilizando.

CONTROLO NEGATIVO: com omissão do anticorpo primário

CONTROLO POSITIVO: epitélio glandular endometrial

Resultados: As células plasmáticas coradas pelo anticorpo apresentaram uma coloração membranosa castanha.

EXAME MICROSCÓPICO:

A avaliação microscópica foi efectuada utilizando o microscópio Olympus CH21i com um campo de alta potência (40X) de 0,44 mm de diâmetro e a área de campo correspondente de 0,152 mm^2 . As secções histológicas coradas com H&E foram diagnosticadas de acordo com as caraterísticas histopatológicas de várias lesões endometriais em doentes com AUB.

Para a avaliação do Syndecan-1, as lâminas coradas por imunohistoquímica foram examinadas quanto ao padrão de coloração das células plasmáticas em 10 campos de alta potência.

Avaliação da coloração de Syndecan-1:

As células plasmáticas coradas pelo sindecano-1 foram classificadas de acordo com a proposta de

(Kannar et al, 2012)

Negativo - ausência de plasmócitos corados com sindecan-1

1+ : presença de <5 plasmócitos,

2+ : presença de 5-10 plasmócitos, 3+ : presença de >10 plasmócitos.

TESTES DE ANÁLISE ESTATÍSTICA:

Os dados foram registados em folha de cálculo Microsoft Excel e analisados estatisticamente com recurso ao software SPSS versão (20.0). Para a análise das variáveis dicotómicas ou categóricas foi utilizado o teste do qui-quadrado. Quando as frequências esperadas de células eram <5, foi utilizado o teste exato de Fisher. Foi considerado estatisticamente significativo o valor de p igual ou inferior a 0,05.

Capítulo 5

OBSERVAÇÕES

O presente estudo incluiu um total de 265 doentes que se apresentaram com hemorragia uterina anormal na clínica ginecológica externa e interna da Faculdade de Medicina Jawaharlal Nehru, AMU, Aligarh, durante um período de 18 meses, de 1 de novembro de 2013 a 30 de junho de 2015. A história clínica detalhada, o exame clínico e as investigações de rotina foram registados num proforma.

As biopsias/ curetagens endometriais foram efectuadas em todas as doentes que compareceram na enfermaria de ginecologia com queixas de hemorragia vaginal irregular. Foi obtido o consentimento informado de cada doente antes da realização das biópsias/ curetagens endometriais. A amostra foi posteriormente processada no Departamento de Anatomia Patológica do JNMC, AMU, para coloração com hematoxilina e eosina e imuno-histoquímica para deteção da expressão do sindecan-1, sempre que necessário:

QUADRO 1: DISTRIBUIÇÃO DOS CASOS POR GRUPO ETÁRIO

AGE GROUP (in years)	NO.OF CASES	PERCENTAGE (%)
≤20	5	1.9
21-30	57	21.5
31-40	81	30.6
41-50	94	35.4
51-60	24	9.1
>60	4	1.5
TOTAL	**265**	**100**

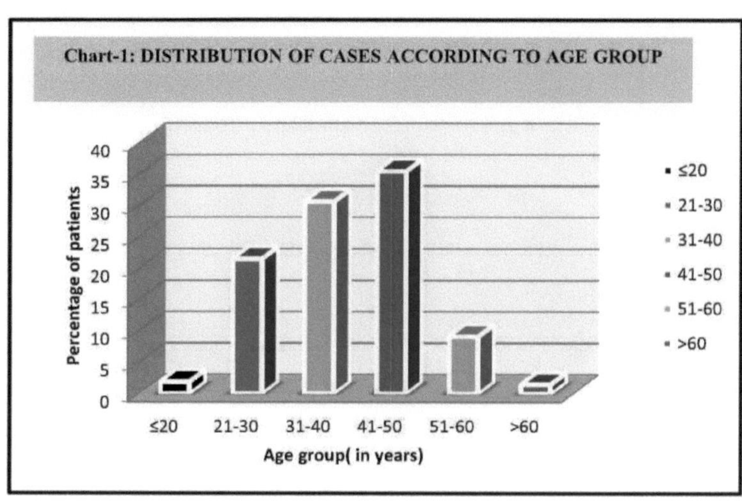

De acordo com a Tabela 1 e o Gráfico 1, a maioria dos doentes encontrava-se no grupo etário dos 41-50 anos, com 94 casos (35,4%), seguidos de 81 casos no grupo etário dos 31-40 anos (30,6%) e 57 casos (21,5%) no grupo etário dos 21-30 anos, respetivamente. Foram observados cerca de 24 casos (9,1%) no grupo etário (51-60 anos). Muito poucos casos foram observados nos extremos da idade, cerca de 5 (1,9%) casos em menos de 20 anos e apenas 4 (1,5%) casos acima dos 60 anos de idade. A idade mínima dos doentes foi de 15 anos e a máxima de 70 anos. A idade média dos doentes foi de 39,4 anos.

TABELA 2: DISTRIBUIÇÃO DOS CASOS DE ACORDO COM A PARIDADE

PARITY	NO. OF CASES	PERCENTAGE (%)
NULLIPARITY	17	6.4
LOW PARITY(P1-P2)	48	18.1
MULTIPARITY(P3-P4)	97	36.6
GRANDMULTIPARITY(≥P5)	103	38.9
TOTAL	**265**	**100**

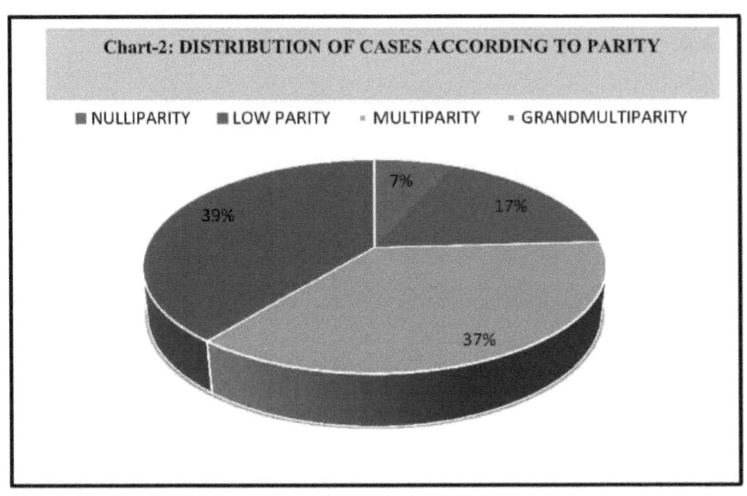

De acordo com a Tabela 2 e o Gráfico 2, a maioria das pacientes era nulípara (≥ P5) em 103 casos (38,9%), seguida por mulheres multíparas (P3-P4) em 97 casos (36,6%). AUB foi observada em 48 casos (18,1%) de mulheres de baixa paridade (P1-P2). As mulheres nulíparas apresentaram a menor incidência (17 casos, 6,4%) no nosso estudo.

TABELA3: DISTRIBUIÇÃO DOS CASOS DE ACORDO COM A APRESENTAÇÃO CLÍNICA EM PACIENTES DE AUB

MENSTRUAL DISORDERS	NO. OF CASES	PERCENTAGE(%)
Menorrhagia	115	43.4
Metrorrhagia	51	19.3
Oligomenorrhoea	33	12.4
Polymenorrhoea	24	9.0
Postmenopausal bleeding	21	7.9
Menometrorrhagia	11	4.2
Polymenorrhagia	10	3.8
Total	**265**	**100**

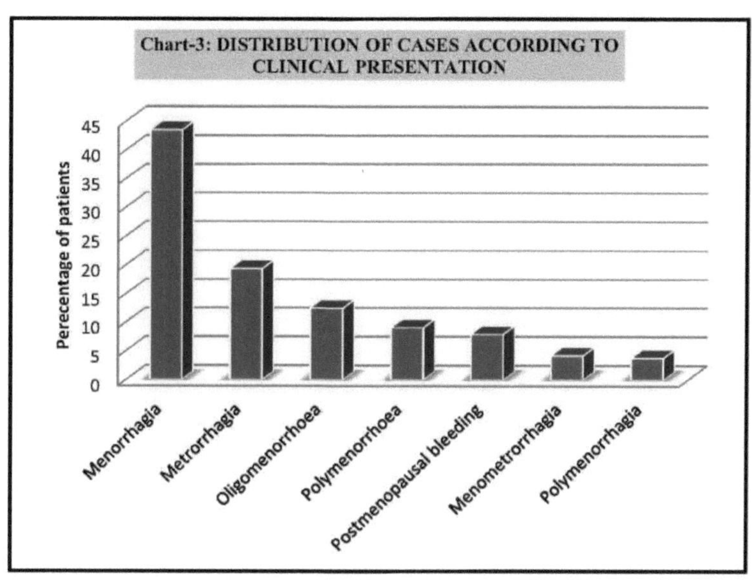

Conforme demonstrado na Tabela 3 e no Gráfico 3, a queixa mais comum foi a menorragia em 115 casos (43,4%), seguida pela metrorragia em 51 casos (19,3%). Os outros padrões hemorrágicos observados foram a oligomenorreia em 33 casos (12,4%), a polimenorreia em 24 casos (9,0%), a hemorragia pós-menopausa em 21 casos (7,9%) e a menometrorragia em 11 casos (4,2%).

TABELA 4: DISTRIBUIÇÃO DOS CASOS DE ACORDO COM OS SINTOMAS ASSOCIADOS

ASSOCIATED SYMPTOMS	NO. OF CASES	PERCENTAGE (%)
Pelvic pain	20	44.4
Vaginal Discharge	11	24.5
Dyspareunia	8	17.8
Fever	6	13.3
Total	**45**	**100**

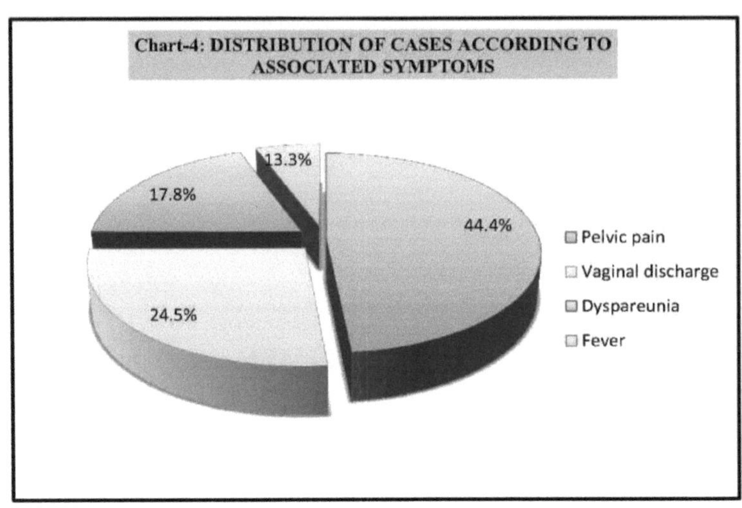

Conforme ilustrado na Tabela 4 e no Gráfico 4, a dor pélvica foi o sintoma associado mais comum, juntamente com a hemorragia irregular observada em 20 casos (44,4%). O próximo sintoma comum foi o corrimento vaginal em 11 casos (24,5%), seguido de dispareunia em 8 casos (17,8%). A febre foi observada apenas em 6 casos (13,3%).

TABELA 5: DISTRIBUIÇÃO DA APRESENTAÇÃO CLÍNICA DE ACORDO COM OS GRUPOS ETÁRIOS

PATTERN OF ABNORMAL BLEEEDING	11-20 yrs	21-30yrs	31-40yrs	41-50yrs	51-60yrs	61-70yrs	Total(%)
Menorrhagia	2(1.7%)	13 (11.3%)	47(40.9%)	51(44.4%)	2(1.7%)	–	115 (100%)
Metrorrhagia	–	13 (25.5%)	15(29.4%)	20(39.2%)	3(5.9%)	–	51 (100%)
Oligomenorrhoea	1(3.0%)	18(54.6%)	8(24.2%)	6 (18.2%)	–	–	33(100%)
Polymenorrhoea	2(8.33%)	6(25.0%)	5(20.84%)	9(37.5%)	2(8.33%)	–	24(100%)
Postmenopausal bleeding	–	–	–	1(4.8%)	16(76.2%)	4(19.0%)	21(100%)
Menometrorrhagia	–	3(27.2%)	4(36.4%)	4(36.4%)	–	–	11(100%)
Polymenorrhagia	–	4(40%)	2(20%)	3(30%)	1(10%)	–	10(100%)
Total	5(1.9%)	57(21.5%)	81(30.6%)	94(35.5)	24(9.0%)	4(1.5%)	265(100%)

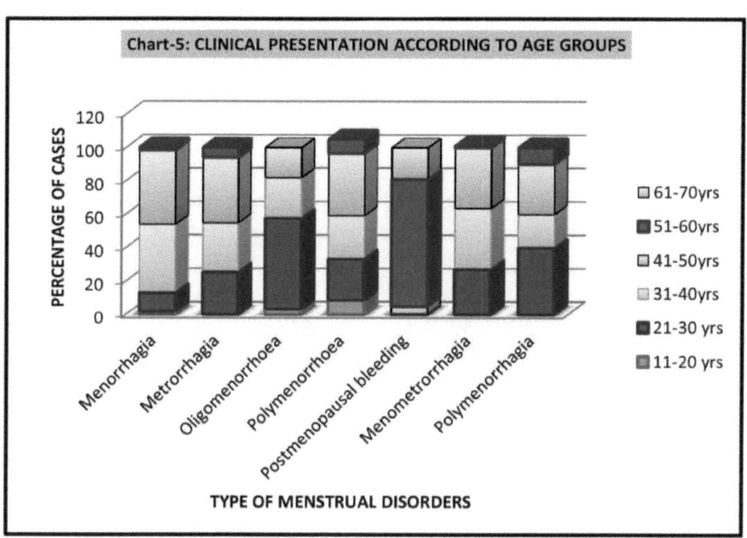

Como se pode ver na Tabela 5 e na Fig. 5, a menorragia foi a queixa mais frequente no grupo etário dos 41-50 anos (51(44,4%)). O segundo grupo etário mais frequente foi o dos 31-40 anos, com 47 casos (40,9%) de menorragia. A metrorragia foi a segunda apresentação mais comum no grupo etário dos 41-50 anos, registada em 20 casos (39,2%), seguida da polimenorreia em 9 casos (37,5%) e da menometrorragia em 4 (36,4%). A hemorragia pós-menopáusica em 16 (76,2%) foi mais frequentemente observada no grupo etário dos 51-60 anos. No grupo etário dos 21-30 anos, a oligomenorreia foi mais comum em 18 casos (54,6%).

Tabela 6: **DISTRIBUIÇÃO DOS CASOS DE HEMORRAGIA UTERINA ANORMAL SEGUNDO A CLASSIFICAÇÃO PALM-COEIN**

CAUSES OF AUB	NO. OF CASES	PERCENTAGE (%)
Non-structural causes (Functional)	161	63%
Structural causes (Organic)	104	37%
Total	**265**	**100**

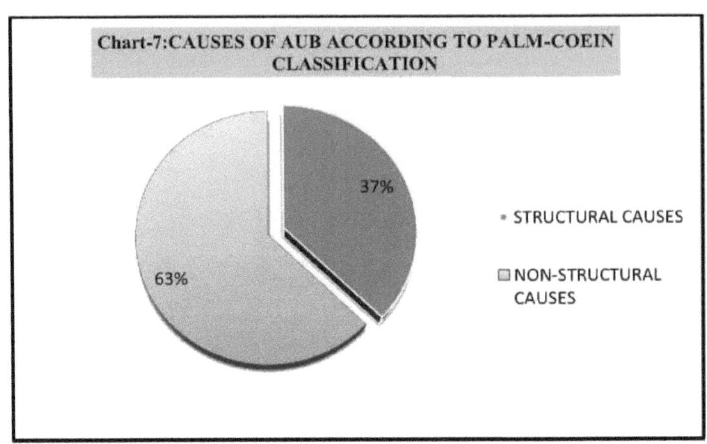

Como se pode ver na Tabela 6 e no Gráfico 6, de acordo com a classificação PALM-COEIN, as causas não-estruturais/funcionais representaram a maioria dos casos, com 161 casos (67,0%). No entanto, as causas estruturais/orgânicas foram observadas em 104 casos (37,0%).

O sistema de classificação PALM-COEIN foi aprovado como um novo sistema de classificação FIGO para a AUB em 2011. PALM significa (P-pólipo, A-adenomiose, L-leiomioma, M- malignidade e hiperplasia), que engloba as causas estruturais, e COEIN significa (C-coagulopatia, 0-disfunção ovulatória, E-endometrial, I- iatrogénica e N- ainda não classificada), que engloba as causas não estruturais.

Tabela 7: DISTRIBUIÇÃO HISTOPATOLÓGICA DOS CASOS EM PACIENTES DE AUB DE ACORDO COM A CLASSIFICAÇÃO FIGO (PALM-COEIN)

ENDOMETRIAL HISTOPATHOLOGY	FIGO classification (PALM-COEIN)	NO. OF PATIENTS	Percentage(%)
NON-STRUCTURAL CAUSES			
Proliferative	AUB-E*	76	28.7
Secretory	AUB-E	24	9.1
Luteal phase insufficiency	AUB-O*	14	5.3
Disordered proliferative endometrium	AUB-E	11	4.2
Exogenous hormones/pill effect	AUB-I*	6	2.3
Endometritis	AUB-E	26	9.8
Atrophic endometrium	AUB-E	5	1.8
STRUCTURAL CAUSES			
Endometrial polyp	AUB-P*	12	4.5
Endometrial hyperplasia	AUB-M*	84	31.7
Endometrial cancer	AUB-M	4	1.5
Inadequate	–	3	1.1
Total		**265**	**100**

AUB- Hemorragia uterina anormal, AUB-E: Causa endometrial, AUB-0: Causa ovulatória

AUB-I: Iatrogénico, AUB-P: Pólipo, AUB-M: Hiperplasia e Malignidade

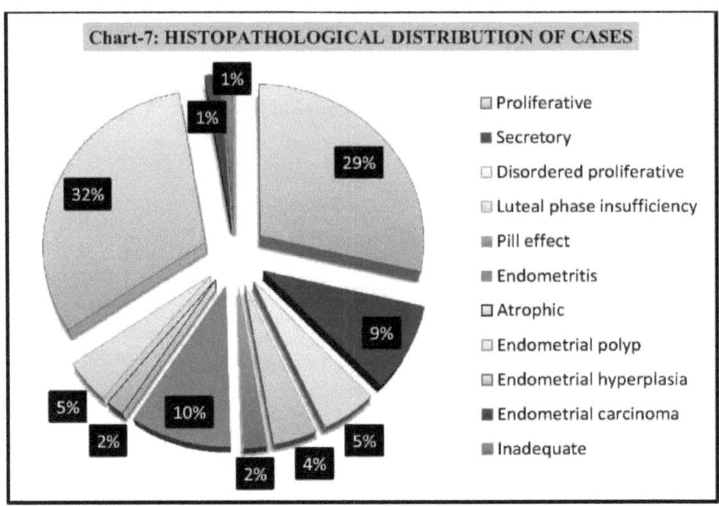

A distribuição dos vários espectros histopatológicos do endométrio em doentes com AUB, de acordo com a classificação PALM-COEIN, é apresentada na Tabela 7 e no Gráfico 7.

Entre as **causas não estruturais**, o endométrio proliferativo (Fig. 1) foi a lesão mais comum registada em 76 casos (28,7%), seguida do endométrio secretor (Fig. 2a, 2b) em 24 casos (9,1%). A endometrite foi observada em 26 casos (9,8%). A incidência de outras lesões menos comuns foi a insuficiência da fase lútea (Fig. 3) em 14 casos (5,3%), o endométrio proliferativo desordenado (Fig. 4) em 11 casos (4,2%), o efeito pílula (Fig. 5) em 6 casos (2,3%) e o endométrio atrófico (Fig. 5) em 5 casos (1,8%), respetivamente.

A hiperplasia endometrial foi o achado histopatológico mais comum observado em 84 casos (31,7%) entre as **causas estruturais.** O pólipo endometrial (Fig. 11a, 11b) foi a segunda patologia mais comum observada em 12 casos (4,5%). Encontrámos 4 casos (1,5%) de adenocarcinoma do endométrio (Fig. 14a, 14b) no nosso estudo. Cerca de 3 (1,1%) das curetagens endometriais foram escassas e inconclusivas para qualquer opinião diagnóstica.

HISTOPATHOLOGICAL DISTRIBUTION OF ENDOMETRIAL LESIONS ACCORDING TO AGE GROUP IN YEARS				
HISTOPATHOLOGICAL DIAGNOSIS	REPRODUCTIVE (15-40 years)	PERIMENOPAUSAL (41-50 years)	POSTMENOPAUSAL (>50 years)	TOTAL (%)
Proliferative endometrium	60(78.9%)	15(19.7%)	1(1.4%)	76(100%)
Secretory endometrium	18(75%)	6(25.0%)	–	24(100%)
Luteal phase insufficiency	9(64.3)	5(35.7%)	–	14(100%)
Disordered proliferative endometrium	5(45.5%)	5(45.5%)	1(9.0%)	11(100%)
Exogenous hormones/Pill effect	3(50%)	2(33.3%)	1(16.7%)	6(100%)
Atrophic endometrium	–	1(20%)	4(80%)	5(100%)
Endometritis	14(53.8%)	10(38.5%)	2(7.7%)	26(100%)
Endometrial polyp	3(25%)	6(50.0%)	3(25%)	12(100%)
Simple hyperplasia without atypia	21(36.8%)	30(52.6 %)	6(10.6%)	57(100%)
Complex hyperplasia without atypia	8(38.1%)	10(47.6%)	3(14.3%)	21(100%)
Atypical hyperplasia		2(33.3%)	4(66.7%)	6(100%)
Endometrial carcinoma	–	1(25%)	3(75%)	4(100%)
Inadequate	2(66.7%)	1(33.3%)	-	3(100%)
Total	**143**	**94**	**28**	**265(100)**

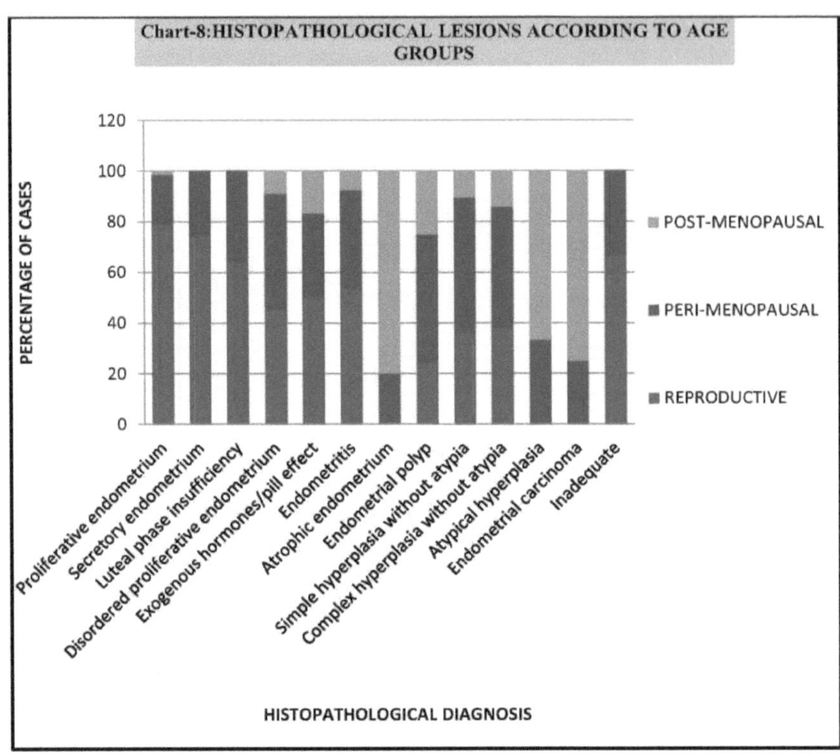

A Tabela 8 e o Gráfico 8, acima apresentados, mostram a distribuição do padrão histolopatológico do endométrio em doentes com hemorragia uterina anormal, de acordo com os respectivos grupos etários.

No **grupo de idade reprodutiva** (15-40 anos), o endométrio cíclico normal foi predominante, incluindo endométrio proliferativo observado em 60 (78,9%) e endométrio secretor em 18 (75%). A maioria das doentes com insuficiência da fase lútea (64,3%), endometrite (53,8%), efeito da pílula (50%) e DPE (45,5%) também foram frequentemente observadas neste grupo etário.
Foi também observado um número significativo de doentes com hiperplasia simples sem atipia (36,8%) e hiperplasia complexa sem atipia (38,1%) neste grupo etário. No entanto, não foi documentado um único caso de hiperplasia atípica, malignidade e padrão atrófico.

A hiperplasia endometrial foi a patologia mais comum observada no **grupo etário da**

perimenopausa (41-50 anos). Esta incluía hiperplasia simples sem atipia em 30 (52,6%), seguida de

hiperplasia complexa sem atipia em 10 (47,6%). A maioria dos casos de pólipos endometriais (50%)

e de EPD (45,5%) foram também frequentemente observados em mulheres na perimenopausa. A

endometrite foi frequentemente observada (38,5%) entre as causas funcionais neste grupo etário.

O endométrio atrófico foi predominantemente observado em **mulheres pós-menopáusicas** (com

mais de 50 anos), com 4 casos (80%). As outras lesões comuns encontradas neste grupo etário foram

o carcinoma do endométrio em 3 casos (75%) e a hiperplasia atípica em 4 casos (66,7%).

TABELA 9: DISTRIBUIÇÃO DOS CASOS DE ACORDO COM OS TIPOS DE HIPERPLASIA ENDOMETRIAL

CLASSIFICATION OF ENDOMETRIAL HYPERPLASIA	TYPES OF ENDOMETRIAL HYPERPLASIA	NO. OF CASES	PERCENTAGE (%)
Hyperplasia without atypia	Simple hyperplasia without atypia	57	67.8
	Complex hyperplasia without atypia	21	25.0
Atypical hyperplasia	Simple atypical hyperplasia	2	2.4
	Complex atypical hyperplasia	4	4.8
TOTAL		84	100

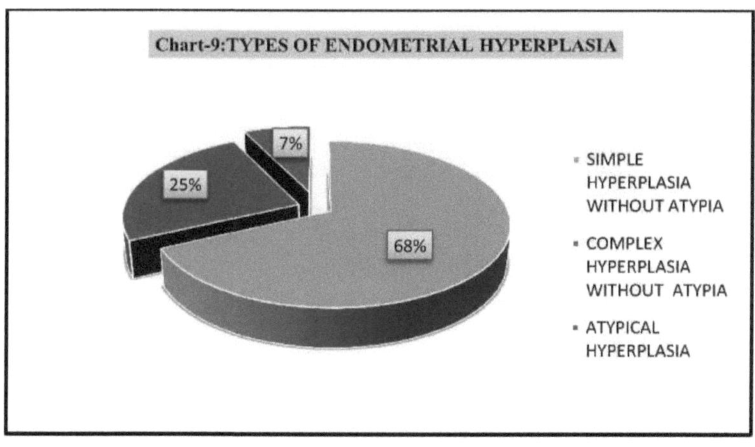

A Tabela 9   e o Gráfico 9 acima mostram a categorização da hiperplasia endometrial em diferentes subtipos histológicos com base na recente classificação da OMS. Do total de 84 casos de hiperplasia endometrial no nosso estudo, a hiperplasia simples sem atipia (Fig. 12) foi observada na maioria dos casos 57 (67,8%), seguida de 21 casos (25%) de hiperplasia complexa sem atipia (Fig. 13a). A hiperplasia atípica foi observada em 6 casos (7,2%), em que a hiperplasia atípica simples foi observada em 2 casos (2,4%) e a hiperplasia atípica complexa (Fig. 13b) em 4 casos (4,8%), respetivamente.

TABELA 10: DISTRIBUIÇÃO DOS CASOS DE ACORDO COM OS TIPOS DE ENDOMETRITE

TYPES OF ENDOMETRITIS	N0. 0F CASES	PERCENTAGE (%)
Chronic non-specific endometritis	15	57.7
Chronicnon-specific endometritis associated with hyperplasia	5	19.2
Chronic active endometritis	4	15.4
Granulomatous endometritis	2	7.7
Total	**26**	**100**

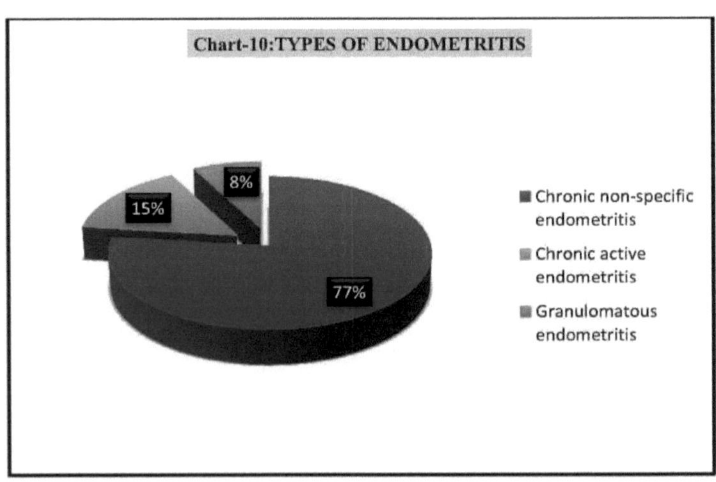

O quadro 10 e o Gráfico 10 mostram os diferentes tipos de endometrite. Do total de 26 casos de endometrite registados no nosso estudo, a endometrite crónica não específica (Fig. 7a, 7b) foi observada na maioria das doentes, 20 casos (76,9%). A incidência de outros subtipos observados foi a endometrite crónica ativa (Fig. 8) em 4 casos (15,4%), juntamente com 2 casos (7,7%) de endometrite granulomatosa (Fig. 9a, 9b).

TABELA 11: PARÂMETROS HISTOPATOLÓGICOS NO DIAGNÓSTICO DA ENDOMETRITE CRÓNICA

HISTOPATHOLOGICAL FEATURES OF CHRONIC ENDOMETRITIS	NO. OF CASES	PERCENTAGE %
Plasma cells	22	22/26 (84.6%)
Stromal breakdown	11	11/26 (42.3%)
Gland architectural irregularity	7	7/26 (26.9%)
Spindled stroma	6	6/26 (23.0%)
Stromal edema	3	3/26 (11.5%)
Stromal haemorrhage	5	5/26 (19.2%)
Polymorphousinflammatory infiltrate	16	16/26 (61.5%)

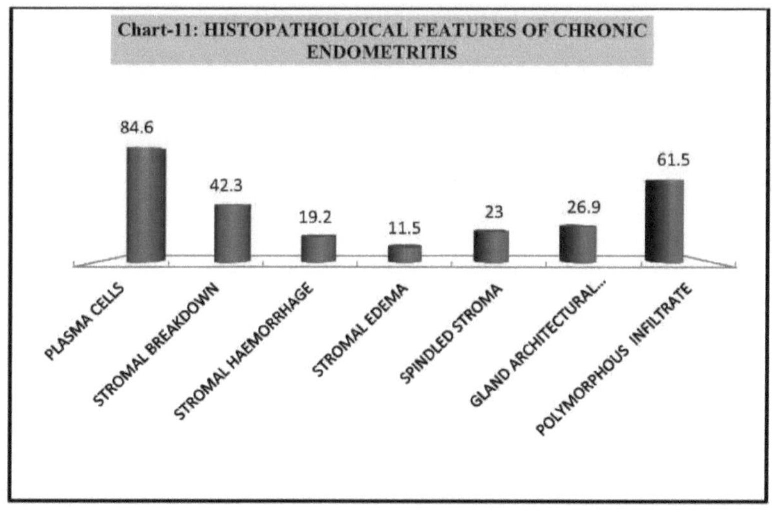

Para o diagnóstico de endometrite crónica, foi avaliada uma série de parâmetros histológicos, tal como indicado na Tabela 11 e no Gráfico 11. Incluíam tipos de células imunitárias, graus de inflamação, edema superficial do estroma, aumento da densidade do estroma, rutura do estroma, irregularidade da arquitetura da glândula, um infiltrado do estroma incluindo linfócitos e leucócitos com um infiltrado leucocitário glandular.

No nosso estudo, os plasmócitos foram o tipo de células mais comum em 22 casos (84,6%), seguido de um infiltrado inflamatório polimorfo composto por (neutrófilos, linfócitos, eosinófilos e macrófagos) em 16 casos (61,5%).

Entre as caraterísticas morfológicas associadas, a rutura do estroma (Fig. 10a, 10b) foi a mais prevalente em 11 casos (42,3%), seguida da irregularidade arquitetónica glandular em 7 casos (26,9%), do estroma fusiforme em 6 casos (23%) e da hemorragia estromal em 5 casos (19,2%). No entanto, o edema do estroma foi a caraterística histopatológica menos comum, observada apenas em 3 casos (11,5%).

TABELA 12:   EXPRESSÃO DE PLASMÓCITOS NO H& E EM VÁRIOS SUBTIPOS DE ENDOMETRITE CRÓNICA

TYPES OF ENDOMETRITIS	TOTAL NO. 0F CASES	NO. OF CASES IN WHICH PLASMA CELLS WERE SEEN
Chronic non-specific endometritis	15	15
Chronic endometritis associated with hyperplasia	5	5
Chronic active endometritis	4	2
Granulomatous endometritis	2	0
Total	**26**	**22**

Como se pode ver no quadro 12, foram observados plasmócitos em todos os 20 (100 %) casos de endometrite crónica inespecífica. No entanto, em 2 casos de endometrite crónica ativa e em 2 casos de endometrite granulomatosa não foram observados plasmócitos O diagnóstico de endometrite crónica ativa em que

O diagnóstico de endometrite granulomatosa foi feito com base na presença de neutrófilos no epitélio glandular e no lúmen, juntamente com a presença de agregados linfóides no estroma. A endometrite granulomatosa foi diagnosticada com base na presença de granuloma contendo células gigantes de Langhans com linfócitos em H&E.

IMUNOHISTOQUÍMICA (IHC) COM SINDECAN-1

Foram estudadas curetagens/biópsias endometriais de 68 doentes para detetar a presença de células plasmáticas. Foram incluídos casos com caraterísticas de EC, como a presença de plasmócitos no estroma endometrial. Outros casos incluídos foram os que apresentavam caraterísticas morfológicas secundárias de endometrite, como irregularidade da arquitetura glandular, rutura do estroma, estroma fusiforme, edema do estroma, hemorragia do estroma e inflamação polimorfa, na ausência de plasmócitos que não foram identificados no H&E.

Os casos acima referidos incluíam 26 casos de endometrite crónica, dos quais 5 casos eram de endometrite crónica associada a hiperplasia. Os restantes casos incluíam 18 casos de endométrio proliferativo com rutura (PEB), 9 casos de endométrio proliferativo desordenado com rutura do estroma (DPEB), 8 casos de hiperplasia simples sem atipia com efeito de progesterona sobreposto e 7 casos de pólipo endometrial com inflamação crónica ligeira. A fase secretora foi excluída do estudo, uma vez que os plasmócitos podem ser normalmente observados no endométrio secretor devido a uma rutura proeminente do estroma.

HISTOPATHOLOGICAL LESION	TOTAL NO. OF CASES	SYNDECAN-1 POSITIVE CASES	PERCENTAGE (%)
Chronic endometritis	21	17	80.9
Chronic non-specific endometritis with complex hyperplasia without atypia	5	2	40.0
Proliferative endometrium with stromal breakdown	18	13	72.2
Disordered proliferative endometrium with stromal breakdown	9	7	77.8
Endometrial polyp with chronic non-specific inflammation	7	4	57.0
Simple hyperplasia without atypia with superimposed progesterone effect	8	4	50.0
Total	68	47	69.1%

Como se pode ver na Tabela 13, de um total de 68 casos corados com sindecan-1, 47 casos (69,1%) apresentaram células plasmáticas na imunohistoquímica. Incluíram-se 17 casos (80,9%) de endometrite crónica, seguidos de 2 casos de endometrite crónica não específica com hiperplasia complexa. Registaram-se 13 casos (72,2%) de PEB e 7 casos (77,8%) de DPEB com positividade para o sindecan-1. Cerca de 4 casos (57%) de cada pólipo endometrial com inflamação crónica inespecífica, hiperplasia simples sem atipia (50%) com efeito de progesterona sobreposto apresentaram plasmócitos na imunomarcação com sindecan-1, respetivamente.

STAINING	PLASMA CELLS PRESENT	PLASMA CELLS ABSENT	TOTAL
HAEMATOXYLIN & EOSIN	22 (32.4%)	46(67.6%)	68(100%)
SYNDECAN-1	47(69.1%)	21(30.9%)	68(100%)

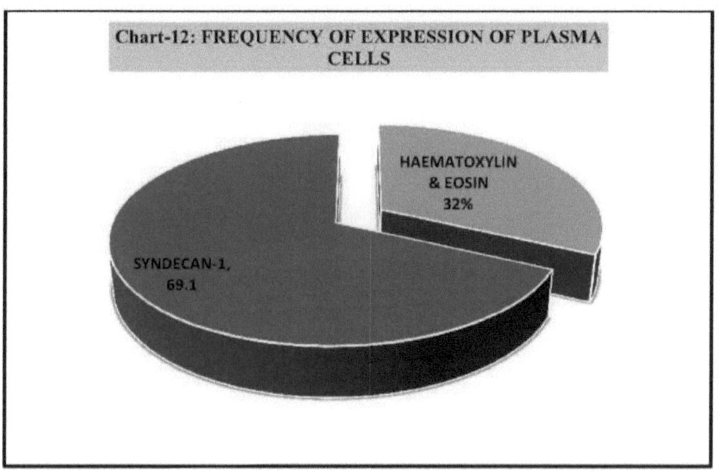

A Tabela 14 e o Gráfico 12 mostram a positividade das células plasmáticas por H & E e IHC. Do total de 68 casos corados com sindecan-1, 47 casos (69,1%) apresentaram plasmócitos na imunohistoquímica, enquanto apenas 22/68 casos (32,4%) apresentaram plasmócitos na Hematoxilina & Eosina e foram diagnosticados como endometrite crónica. Os restantes 25 casos dos 46 casos diagnosticados como não sendo endometrite crónica pela coloração de H & E mostraram positividade ≥1syndecan-1. Por conseguinte, o sindecan-1 aumentou a taxa de deteção de plasmócitos em (25/46, 54,3 %). Verificou-se que a correlação entre a presença de células plasmáticas e a expressão de sindecan-1 era estatisticamente significativa (p<0,0001).

QUADRO 15:CORRELAÇÃO DA EXPRESSÃO DE PLASMÓCITOS EM H&E E

TYPES OF ENDOMETRITIS	TOTAL NO. 0F CASES	NO. OF CASES IN WHICH PLASMA CELLS WERE SEEN 0N H& E	NO. OF CASES IN WHICH PLASMA CELLS WERE SEEN ON IHC
Chronic non-specific endometritis	15	15	15
Endometritis associated with hyperplasia	5	5	2
Chronic active endometritis	4	2	2
Granulomatous endometritis	2	0	0
Total	**26**	**22**	**19**

Como se pode ver na Tabela 15, de um total de 26 casos de endometrite crónica, foram observados plasmócitos em 22 casos na H&E. Houve 2 casos de endometrite granulomatosa e 2 casos de endometrite crónica ativa em que não foram observados plasmócitos. O diagnóstico de endometrite crónica ativa em que não foram observados plasmócitos foi feito com base na presença de polimorfonucleares no lúmen glandular e na presença de agregados linfóides ou linfócitos no estroma.

Dos 22 casos consistentes com endometrite crónica na coloração de H&E, 3 dos 22 casos (3/22, 13,6%) não continham células positivas para sindecan1. Assim, no nosso estudo, encontrámos 13,6% de erros de diagnóstico de endometrite crónica pela coloração de H&E.

HISTOPATHOLOGY	Grade1+	Grade2+	Grade3+	Negative	Total no. of cases	Positive cases (%)
Chronic endometritis	2	4	11	4	21	17(80.9%)
Chronic endometritis with complex hyperplasia without atypia	1	1	0	3	5	2(40%)
Proliferative endometrium with stromal breakdown	4	6	3	5	18	13 (72.2%)
Disordered proliferative endometrium with stromal breakdown	3	3	1	2	9	7 (78.0%)
Endometrial polyp with mild chronic inflammation	2	1	1	3	7	4(57.0%)
Simple hyperplasia without atypia with superimposed progesterone effect	3	1	0	4	8	4(50%)
TOTAL	**15**	**16**	**16**	**21**	**68**	**47 (70.6%)**

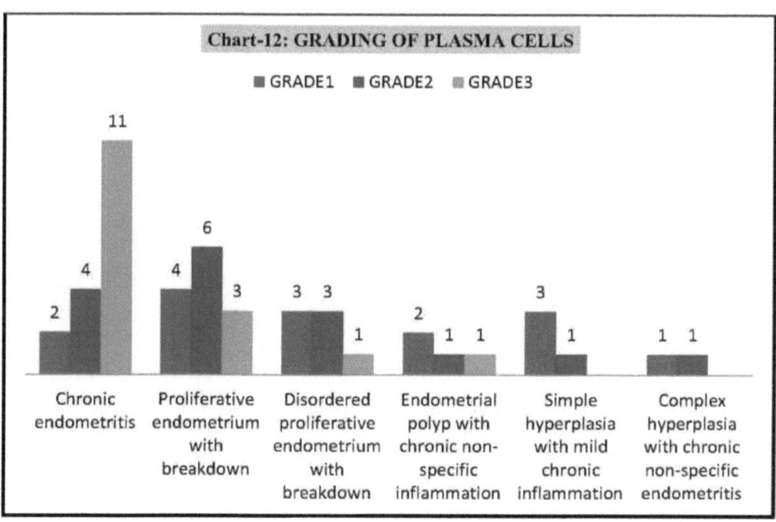

A Tabela 16 e o Gráfico 12 mostram a classificação dos plasmócitos por sindecan-1. A maioria dos casos de endometrite crónica apresentou plasmócitos de grau 3+ (Fig. 18a, 18b) em 11 casos (64,7%), grau 2+ (Fig. 17) em 4 casos (23,5%) e grau 1+ (Fig. 16) em 2 casos (11,8%). No entanto, o PEB demonstrou que a maioria dos casos, 6 (46,2%), apresentava plasmócitos de grau 2+, seguidos de grau 1 em 4 casos (30,8%) e de grau 3+ em 3 casos (23%). O DPEB revelou a maioria dos plasmócitos de grau 1 e grau 2, com 3 casos cada (42,9%), seguidos de um único caso (14,3%) com plasmócitos de grau 3+ (Fig. 19). Adicionalmente, a predominância de plasmócitos de grau 1+ também foi exibida no pólipo endometrial com inflamação crónica não específica, hiperplasia simples sem atipia com efeito de progesterona sobreposto (Fig. 20) e endometrite crónica associada a hiperplasia complexa sem atipia.

ASSOCIAÇÃO DA EXPRESSÃO DE SINDECAN-1 COM CARACTERÍSTICAS HISTOLÓGICAS SECUNDÁRIAS DA ENDOMETRITE

A associação de caraterísticas histológicas secundárias, como a irregularidade da arquitetura da glândula, o estroma fusiforme, o edema do estroma e a rutura do estroma, com a classificação das células plasmáticas na imuno-histoquímica com o sindecan-1 foi avaliada em 68 casos diagnosticados ou suspeitos de endometrite crónica na biopsia.

Quadro 17: ASSOCIAÇÃO DA EXPRESSÃO DE SINDECAN-1 COM A SECUNDÁRIA CARACTERÍSTICAS HISTOLÓGICAS DA ENDOMETRITE

SECONDARY HISTOLOGIC FEATURES OF ENDOMETRITIS		TOTAL NO. OF CASES	GRADE1+	GRADE 2+	GRADE 3+	P value
Stromal breakdown	PRESENT	31	7	11	13	**0.027**
	ABSENT	16	8	7	1	
Gland architectural irregularity	PRESENT	14	5	6	3	0.477
	ABSENT	33	10	10	13	
Spindled stroma	PRESENT	6	2	3	1	0.568
	ABSENT	41	13	13	15	
Stromal edema	PRESENT	3	1	2	0	0.351
	ABSENT	44	14	14	16	
Stromal haemorrhage	PRESENT	5	2	2	1	0.778
	ABSENT	42	13	14	15	
Polymorphous inflammatory infiltrate	PRESENT	16	2	4	10	**0.045**
	ABSENT	31	12	11	8	

Como se pode ver na Tabela 17, a presença de rutura do estroma ($P = 0{,}02$) e de infiltrado inflamatório polimorfo ($P = 0{,}04$) mostrou uma associação significativa com a gravidade dos plasmócitos, uma vez que a maioria tinha plasmócitos de grau 3+, ao passo que outras caraterísticas histológicas, como a irregularidade da arquitetura da glândula ($P = 0.47$), estroma fusiforme ($P = 0{,}56$), edema do estroma ($P = 0{,}35$) e hemorragia do estroma ($P = 0{,}77$) não mostraram uma associação estatisticamente significativa.

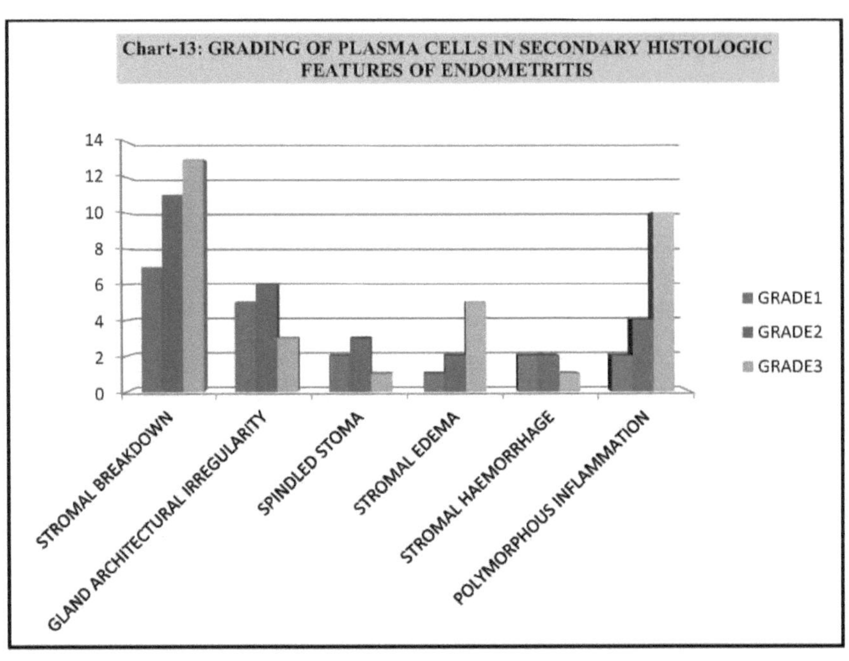

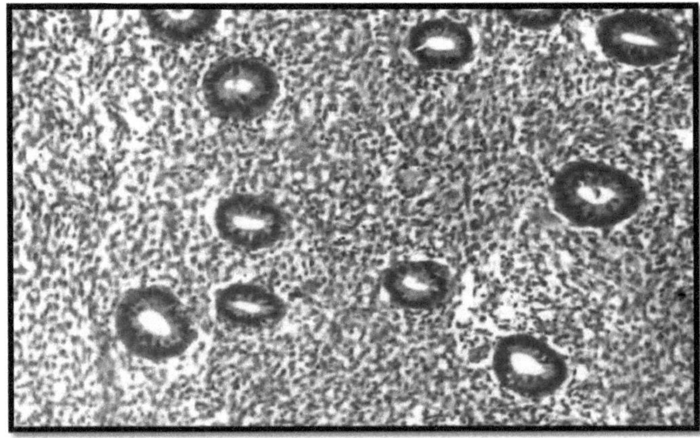

Fig 1: Endométrio em fase proliferativa mostrando glândulas redondas a tubulares num estroma celular (H & E, 10X)

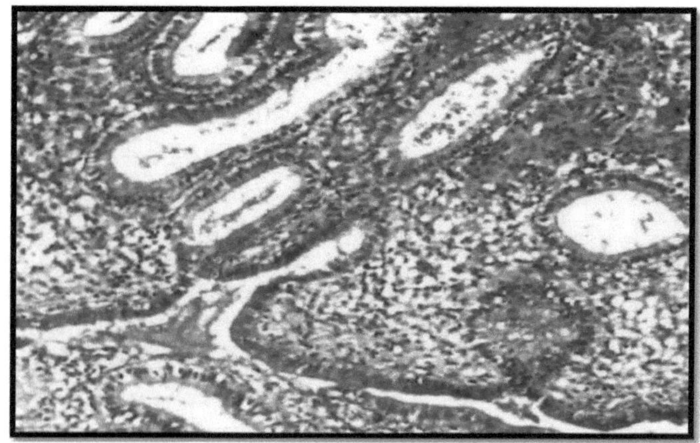

Fig. 2a: Endométrio na fase secretora inicial mostrando vacuolização subnuclear nas glândulas juntamente com edema do estroma. (H&E, 10X)

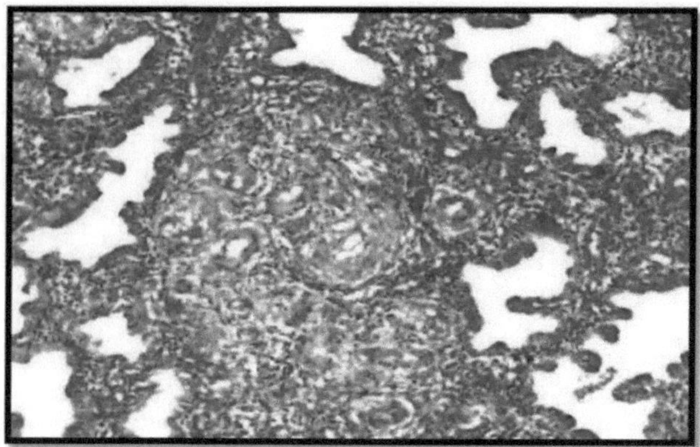

Fig 2b: Endométrio na fase secretora tardia mostrando glândulas serrilhadas revestidas por epitélio não vacuolado juntamente com arteríolas espirais. (H&E, 10X)

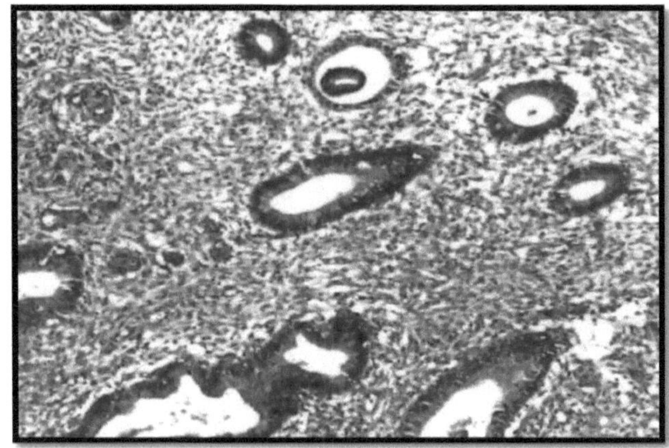

Fig. 3: Insuficiência na fase lútea mostrando glândulas redondas a tubulares juntamente com glândulas tortuosas e arteríolas espirais. (H&E, 10X)

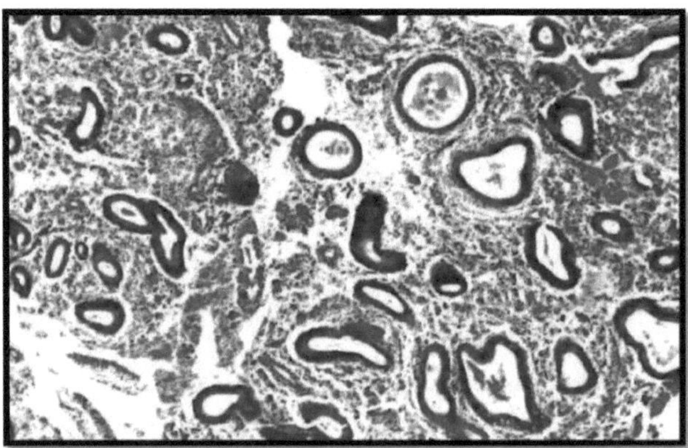

Fig 4: Endométrio proliferativo desordenado mostrando glândulas tubulares e ligeiramente irregulares num estroma celular (H&E, 10X)

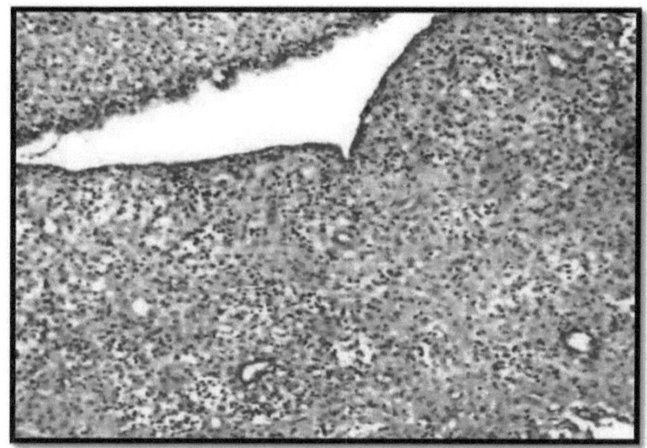

Fig 5 : Endométrio em efeito de pílula mostrando glândulas esparsas e atróficas num estroma pseudodecidualizado (H & E, 10X)

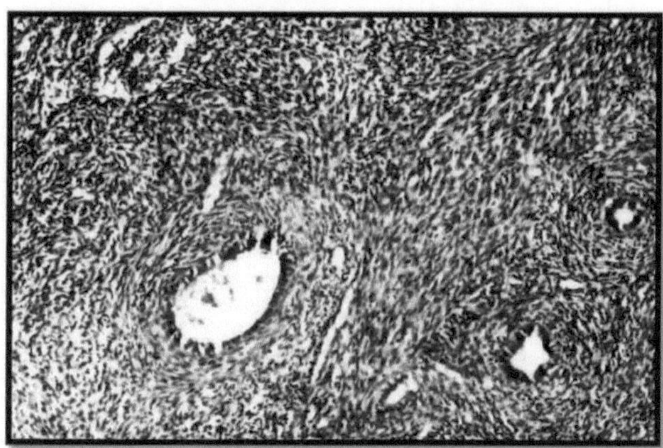

Fig 6: Endométrio atrófico mostrando glândulas inactivas num estroma fusiforme (H&E, 10X)

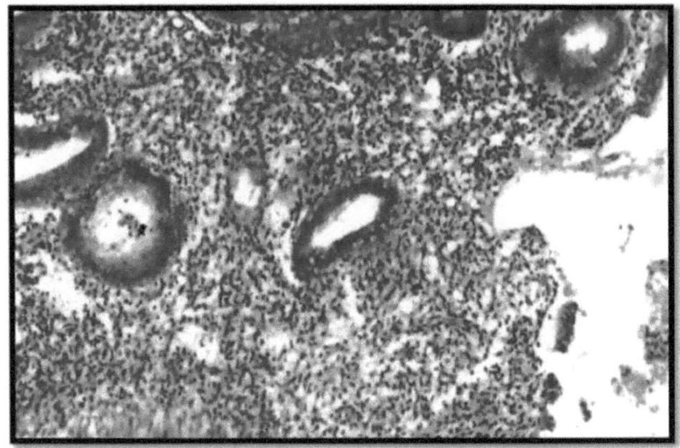

Fig. 7a: Endometrite crónica não específica mostrando infiltrado mononuclear no estroma (H&E, 10X).

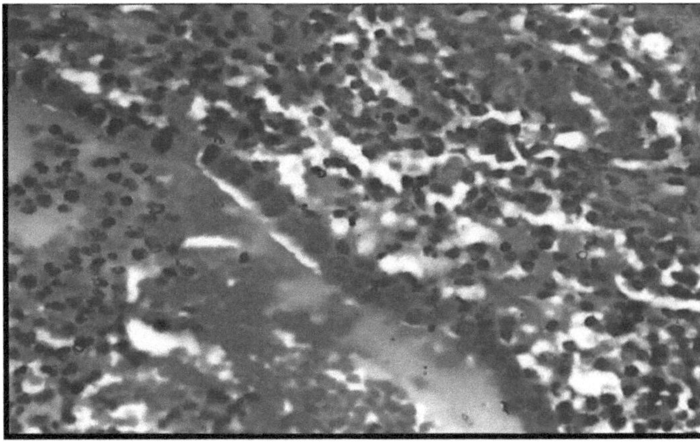

Fig. 7b: Endometrite crónica mostrando células linfoplasmocíticas no estroma (H&E, 40x)

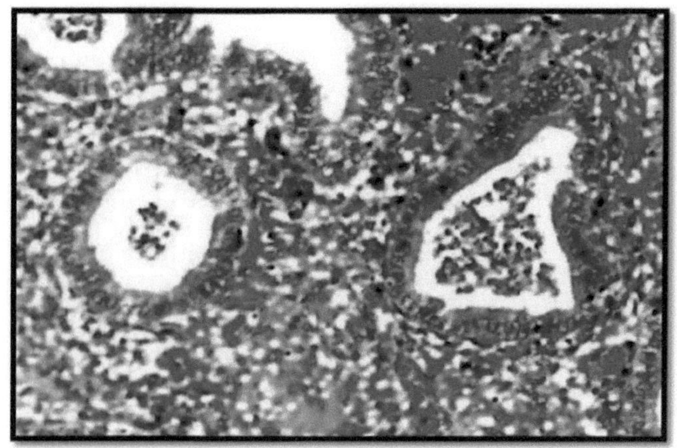

Fig 8: Endometrite crónica ativa inespecífica mostrando polimorfos no lúmen glandular juntamente com infiltrado mononuclear no estroma (H&E, 10X)

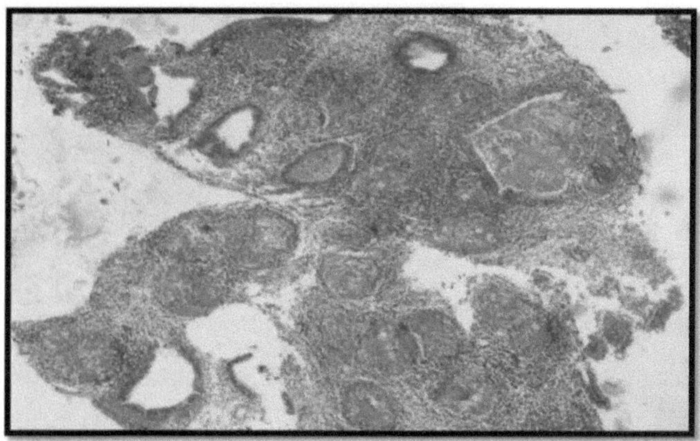

Fig9a : Endométrio mostrando múltiplos granulomas bem formados juntamente com infitrato linfocítico (H&E, 10x)

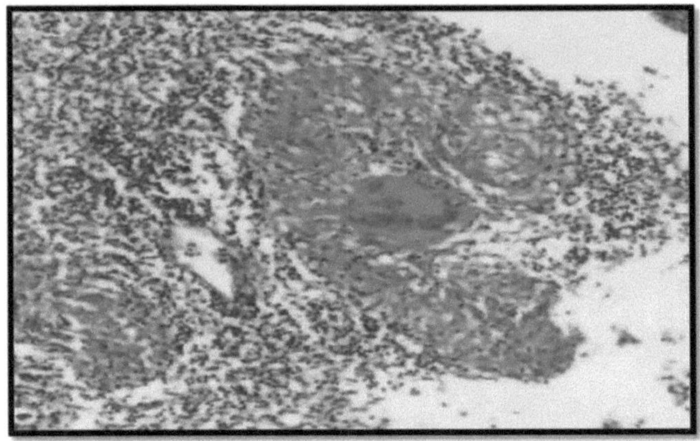

Fig. 9b: Endometrite granulomatosa mostrando granulomas bem formados com células gigantes de Langhans (H &E, 40X)

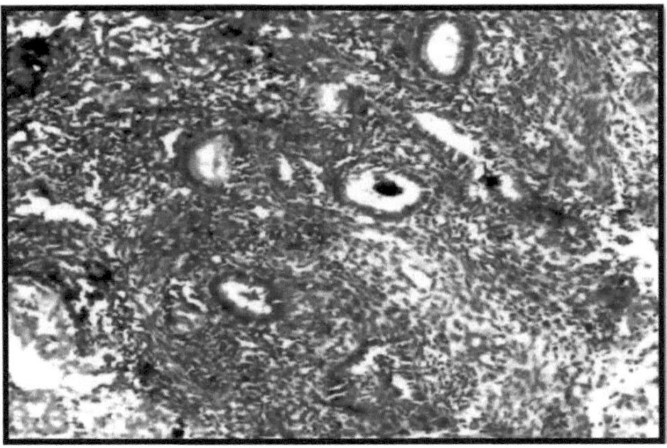

Fig10a: Endometrite crónica mostrando degradação do estroma, detritos apoptóticos e infiltrado linfocítico no estroma (H&E, 10x)

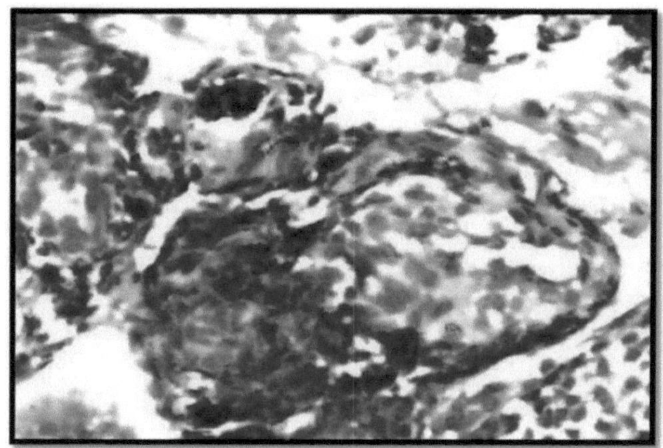

Fig10b: Endometrite crónica mostrando agregados de células estromais formando bolas azuis estromais (H&E, 40X)

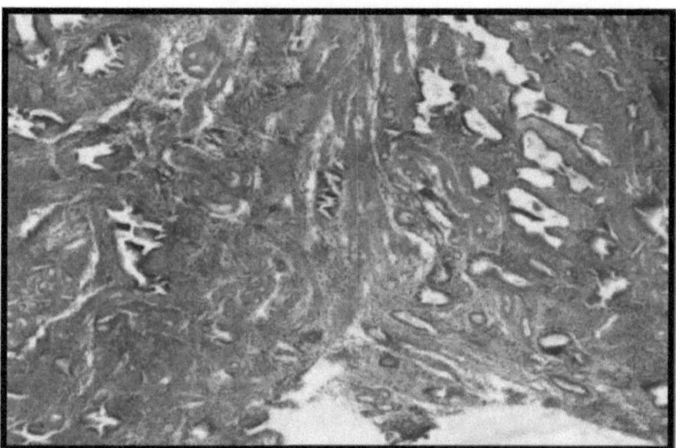

Fig 11a: Pólipo endometrial mostrando glândulas irregulares de tamanho variável num estroma fibromuscular contendo vasos sanguíneos de paredes espessas (H & E, 10X)

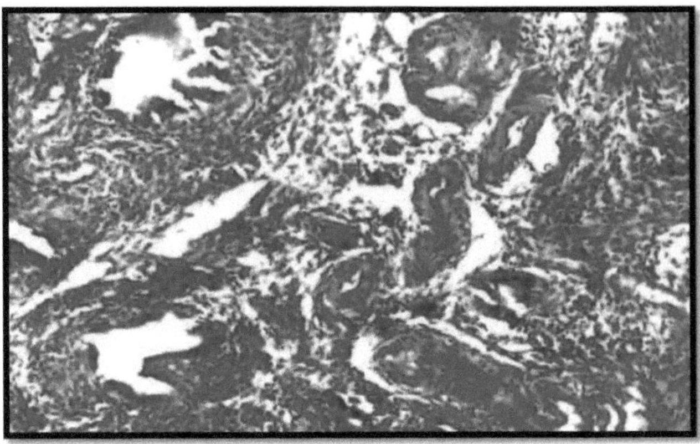

Fig 11b: Pólipo endometrial mostrando a presença de vasos sanguíneos de paredes espessas dentro do estroma fibroso (H & E, 40X)

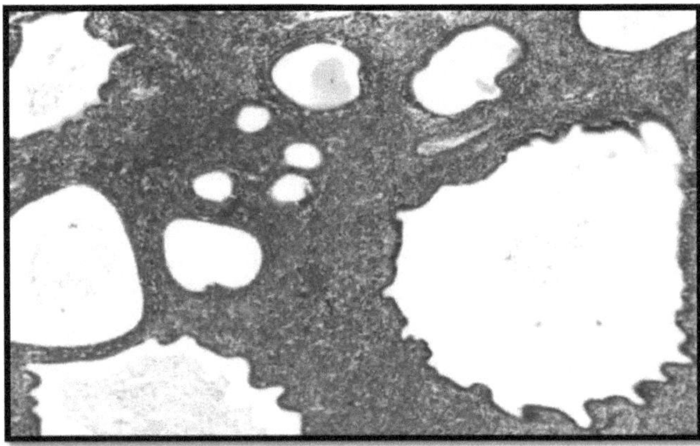

Fig 12a: Hiperplasia simples sem atipia mostrando glândulas cisticamente dilatadas revestidas por epitélio colunar baixo num estroma celular (H&E, 10X)

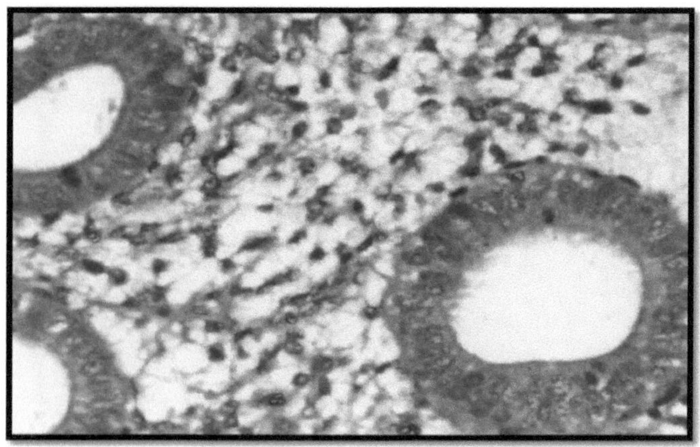

Fig 12b: Hiperplasia simples sem atipia mostrando glândula proliferativa juntamente com figura mitótica (H & E, 40X)

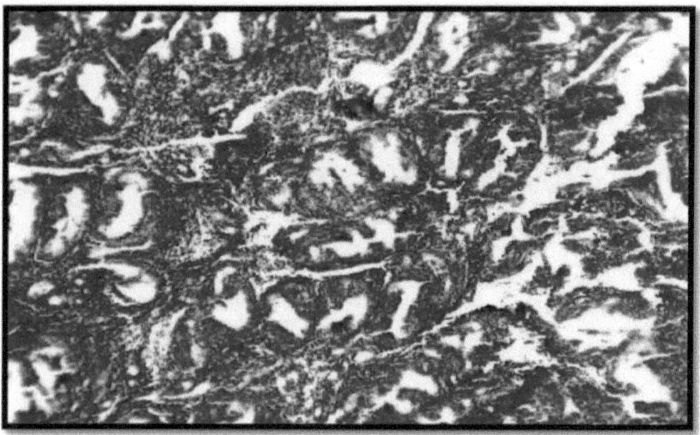

Fig13a: Hiperplasia endometrial complexa sem atipia, mostrando uma disposição dorsal de glândulas com dobragem e extravasamento do epitélio (H&E, 10X)

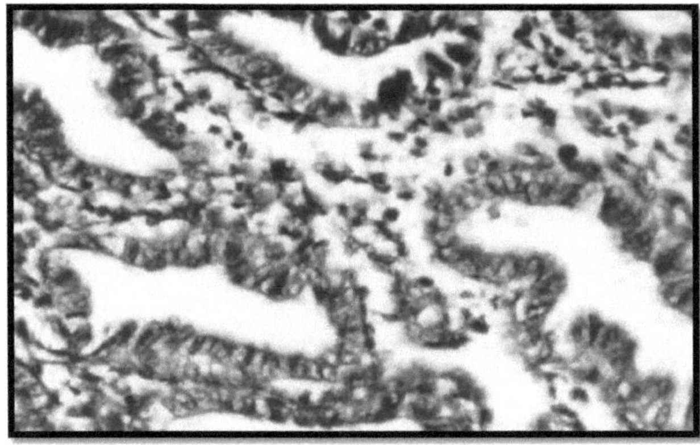

Fig. 13b: Hiperplasia atípica mostrando estratificação epitelial, perda de polaridade nuclear, cromatina grosseira e nucléolos proeminentes (H&E,40X).

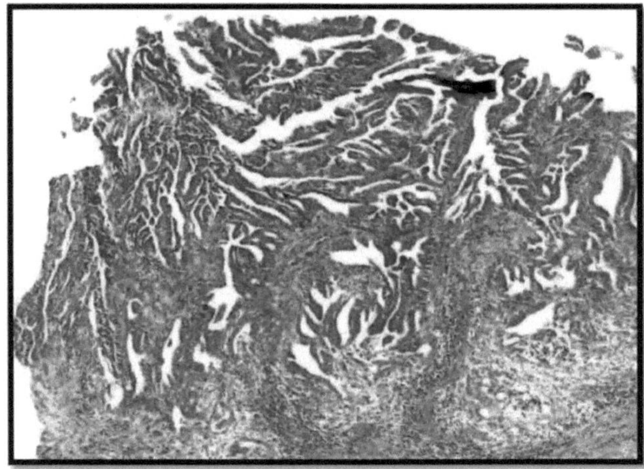

Fig14a: Adenocarcinoma bem diferenciado que mostra glândulas muito compactadas, de forma irregular, que invadem o estroma (H&E, 10X).

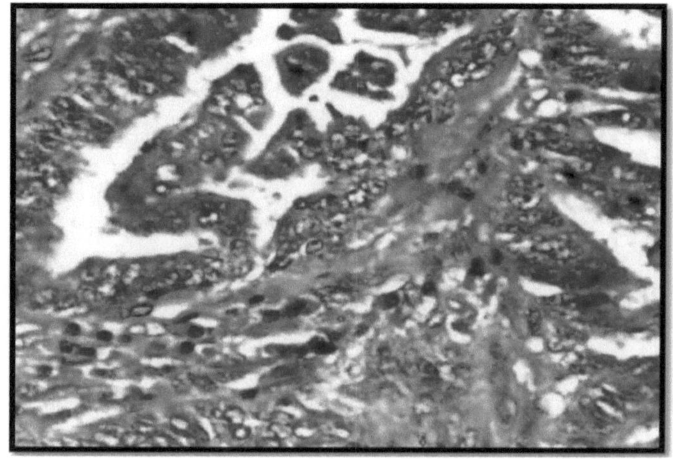

Fig14b: Adenoarcinoma endometrial mostrando glândulas formando pontes epiteliais sem suporte e atipia citológica (H&E, 40X)

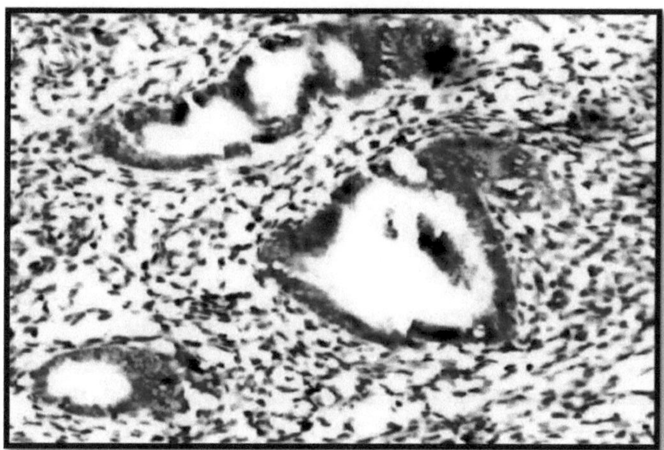

Fig15: IHC mostrando controlo positivo no epitélio glandular (Syndecan-1, 40x)

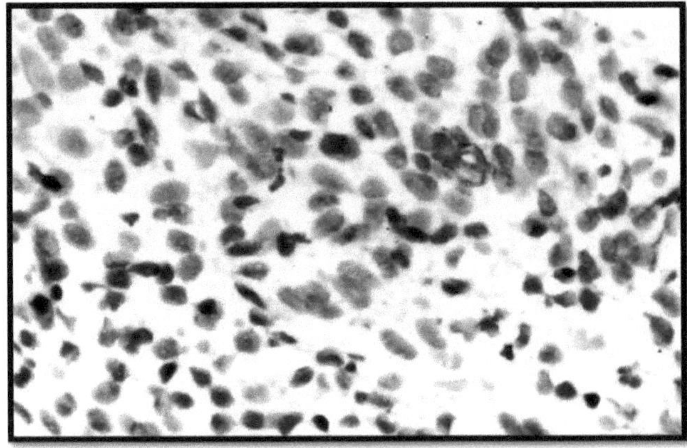

Fig16: IHC mostrando uma coloração membranosa de plasmócitos de grau 1+ na endometrite crónica não específica (sindecan-1, 40X)

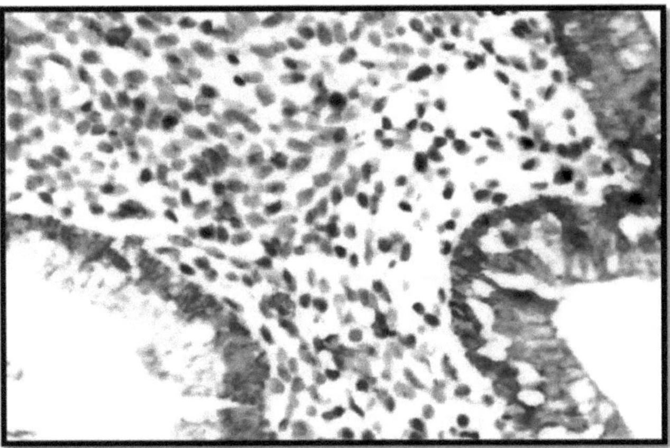

Fig17: IHC mostrando plasmócitos de grau 2+ em endometrite crónica não específica concentrados por baixo das glândulas. (Syndecan-1,40X)

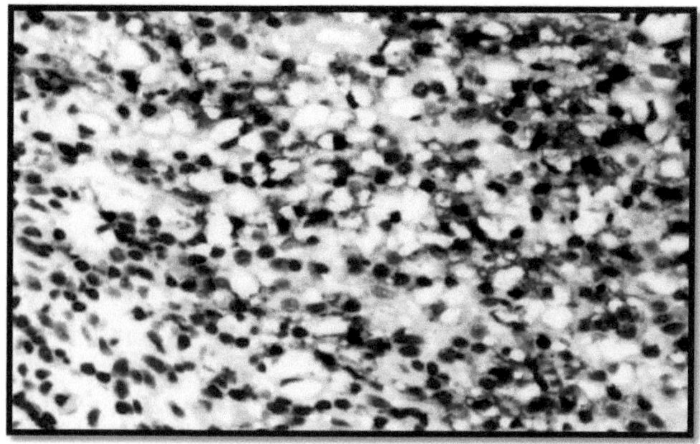

Fig18: IHC mostrando coloração membranosa de células plasmáticas de grau 3+ em endometrite crónica não específica (Syndecan-1, 40X)

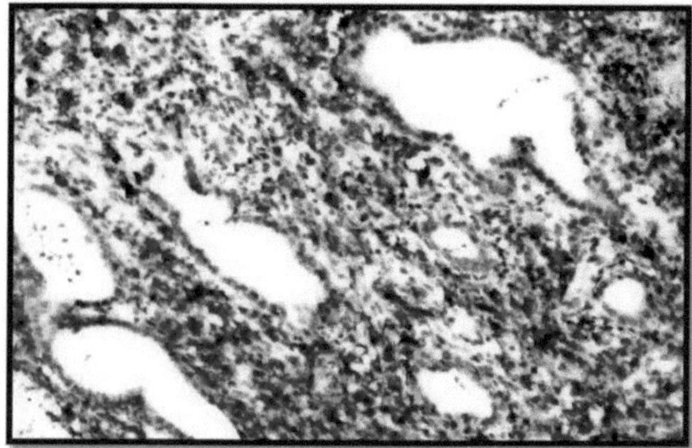

Fig19: IHC mostrando plasmócitos de grau 3+ em endométrio proliferativo desordenado com rutura (Syndecan-1,40X)

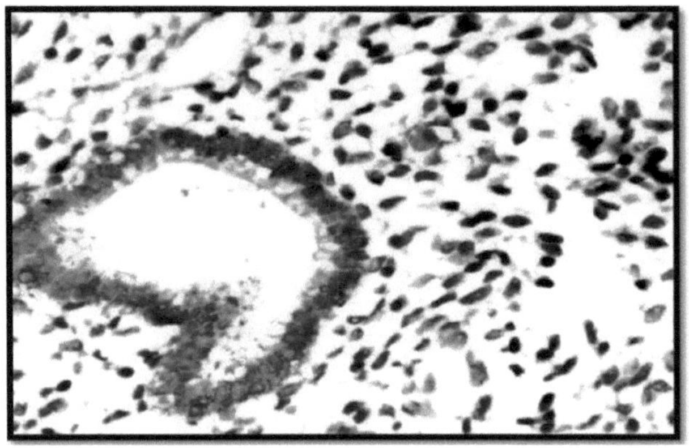

**Fig20: IHC mostrando coloração membranosa de plasmócitos de grau 1+ em hiperplasia simples
com efeito de progesterona (syndecan-1, 40X)**

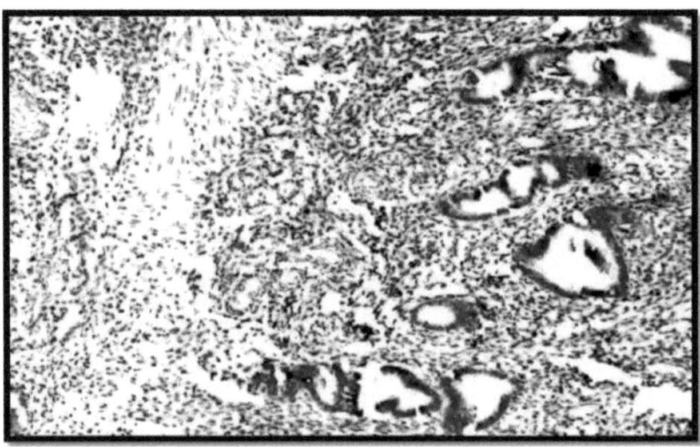

**Fig. 21: IHC mostrando coloração negativa para células plasmáticas em pólipo endometrial
com inflamação crónica não específica (sindecan-1, 10x)**

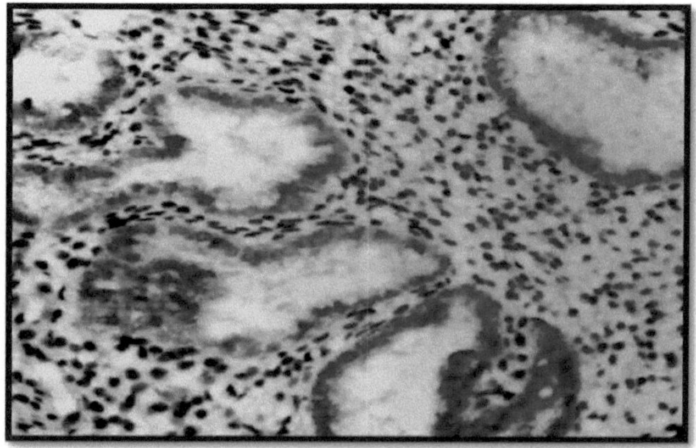

Fig. 22: IHC mostrando coloração negativa de plasmócitos em hiperplasia complexa associada a endometrite crónica (Syndecan-1, 40X)

Capítulo 6
DISCUSSÃO

A hemorragia uterina anormal é uma das queixas mais frequentemente encontradas na prática ginecológica. É responsável por mais de dois terços de todas as consultas ginecológicas nos anos peri e pós-menopausa (Mahajan et al 2012). A AUB está também associada a morbilidades sociais e físicas significativas em todas as sociedades e é um reflexo de uma patologia subjacente grave (Mark et al 2002). O diagnóstico histopatológico da biopsia e curetagem endometriais é de extrema importância para identificar os vários espectros de doenças que causam a AUB, especialmente nos países em desenvolvimento com recursos limitados.

O presente estudo foi realizado em 265 doentes que se apresentaram com queixas de hemorragia uterina anormal na clínica ginecológica externa e interna da Faculdade de Medicina Jawaharlal Nehru, AMU e Aligarh durante um período de 18 meses, de 1 de novembro de 2013 a 30 de junho de 2015. Foi realizada uma história concisa e um exame clínico, juntamente com investigações relevantes, que foram registadas num formulário.

FAIXA ETÁRIA

Do total de 265 doentes, o nosso estudo registou um número máximo de doentes na década de 5th (35,4%) e na década de 4th (30,6%), seguido da década de 3rd (21,5%). Estes resultados estão em concordância com o estudo de Abdullah e Bondagji (2011) e Saraswathi et al (2011), que registaram uma incidência mais elevada de 32,1% e 33,5% na década de 5th, respetivamente. Muzzaffar et al (2005) registaram uma incidência ligeiramente superior, 48,1%, e Sarwat et al (2011) registaram uma incidência de 59% no seu estudo. A idade média no nosso estudo foi de 39,4 anos, o que está em estreita associação com o estudo de Shah et al (2014), que registou uma média de 38,8 anos.

A razão para o aumento da incidência de hemorragia uterina anormal na década de 5th (41-50 anos) pode ser atribuída ao facto de, à medida que estas doentes atingem o período do climatério, os ciclos se tornarem mais curtos e anovulatórios, devido ao declínio do número de folículos ováricos e do nível de estradiol (Jairajpuri et al, 2013).

A incidência de AUB entre os 51 e os 60 anos foi menor do que entre os 41 e os 50 anos. A razão para este resultado pode dever-se ao facto de os doentes terem sido avaliados e tratados mais cedo.

PARIDADE

A incidência de AUB no nosso estudo mostrou uma tendência crescente com o aumento da paridade. Resultados semelhantes foram observados no estudo conduzido por Bhosle et al (2010) e Usha et al (2014).

O número máximo de doentes no nosso estudo foi de parturientes, 248 casos (93,6%). A incidência de hemorragia uterina anormal foi elevada nas avós multíparas 103 (38,9%) e multíparas 97 (36,6%) do que nas nulíparas 17 (6,4%) e primíparas 48 (18,1%). Estes achados foram consistentes com os resultados registados por Mahmoud e Rifat (2013). No entanto, um estudo realizado por relatou casos máximos de AUB em mulheres multíparas (40,39%), o que se correlaciona bem com o estudo de Archana e Michelle (2010) (32,41%) e Cornitescu et al (2011) (41%).

APRESENTAÇÃO CLÍNICA

O nosso estudo revelou significativamente que a ocorrência de distúrbios menstruais aumenta com o avançar da idade. O grupo etário mais comum que apresentou hemorragias excessivas no nosso estudo foi o dos 41-50 anos. Uma incidência semelhante foi registada por Yusuf et al (1996) e Muzaffar et al (2005) no seu estudo.

Dos 265 casos, a maioria, 115 (43,4%), apresentava menorragia, seguida de metrorragia, 51 (19,3%), o que estava de acordo com os estudos de Zeeba et al (2013) e Moghal (1997). No entanto, Muzaffar et al (2005) registaram uma percentagem ligeiramente mais elevada de menorragia (51,9%) e de metrorragia (35,4%), respetivamente. Um estudo efectuado por Ara e Roohi (2011) também apresentou resultados semelhantes, incluindo menorragia 49,06% e metrorragia 39,13%. Outros estudos realizados por Wahda et al (2010) (34%) e Parveen (2011) (18%) registaram uma incidência ligeiramente inferior de menorragia em comparação com o nosso estudo.

Os outros distúrbios menstruais menos frequentes observados no nosso estudo foram a oligomenorreia (12,4%), a polimenorreia (9,0%), a menometrorragia (4,2) e a polimenorragia (3,8%). Estes resultados foram comparáveis aos valores citados por Jetley et al (2013). A incidência de hemorragia pós-menopausa no nosso estudo foi observada em 21 casos (7,9%), que foram comparáveis com Ara e Roohi (2011) e Agrawal et al (2014). No entanto, Mahmoud e Rifat (2013) relataram uma percentagem ligeiramente superior (16,3%) de hemorragia pós-menopausa em comparação com o nosso estudo. Isso pode ser provavelmente devido ao menor número de pacientes nessa faixa etária no nosso estudo.

Cerca de 45 doentes do nosso estudo apresentavam outros sintomas associados ao padrão hemorrágico anormal. Os sintomas associados mais comuns foram a dor pélvica em 20 (44,4%), seguida de corrimento vaginal em 11 (24,5%), dispareunia em 8 (17,8%) e febre em 6 (13,3%). Isto foi semelhante aos resultados citados por Cadena et al (1973).

O nosso estudo revelou significativamente que a ocorrência de distúrbios menstruais aumenta com o avançar da idade. O grupo etário mais comum que apresentou hemorragias excessivas no nosso estudo foi o dos 41-50 anos. Uma incidência semelhante foi registada por Muzaffar et al (2005) e Yusuf et al (1996) no seu estudo.

Uma análise comparativa da apresentação clínica com a idade revelou que a menorragia era a queixa mais comum no grupo etário dos 41-50 anos (44,4%) e dos 31-40 anos (40,9%).

Contudo, a hemorragia pós-menopáusica (76,2%) foi mais frequentemente observada no grupo etário dos 51-60 anos. Resultados semelhantes foram documentados por Mahmoud e Rifat (2013) com a menorragia a representar (47,7%) e a hemorragia pós-menopausa (62,8%), respetivamente.

CLASSIFICAÇÃO DAS CAUSAS DE AUB

Tem havido grandes controvérsias em todo o mundo relativamente à classificação das causas de AUB e ao seu diagnóstico. A Federação Internacional de Ginecologia e Obstetrícia está a trabalhar em

O grupo de trabalho sobre perturbações menstruais desenvolveu um sistema de classificação - PALM-COEIN - para manter a uniformidade do diagnóstico a nível mundial. Existem 9 categorias principais, que estão organizadas de acordo com o acrónimo PALM-COEIN: Pólipo, Adenomiose, Leiomioma, Malignidade e Hiperplasia (causas estruturais); Coagulopatia, Disfunção ovulatória, Endometrial; Iatrogénica, e Ainda não classificada (causas não estruturais).

HISTOPATOLOGIA

O nosso estudo mostrou a incidência máxima de causas não estruturais/funcionais 161 (63,0 %) em comparação com causas estruturais/orgânicas 104 (37,0%) em doentes com AUB. Isto foi comparável com os resultados de Mahmoud e Rifat (2013), que relataram causas funcionais (61,3%) e orgânicas (38,7%), respetivamente. Resultados semelhantes também foram observados por Mirza et al (2012), onde as causas funcionais constituíram (57%) e as causas orgânicas (43%), respetivamente.

CAUSAS NÃO ESTRUTURAIS

No presente estudo, o padrão mais comum entre as causas não estruturais foi o endométrio cíclico normal (AUB-E): proliferativo (28,7%) e secretor (9,1%), totalizando 36,8%. Isso é semelhante a um estudo feito por Abdullah et al (2011) que relatou padrão cíclico normal em 46,6%. A incidência de 28,7% de endométrio proliferativo compara-se favoravelmente com a de 33% por Riaz et al (2010) e 42% por Patil et al (2009). No entanto, foi registada uma incidência ligeiramente inferior de 21,74% por Saraswathi et al (2011) e de 24% por Jairajpuri et al (2013).

Isto pode dever-se aos critérios de seleção e ao momento da D & C.

Esse padrão foi comumente observado na faixa etária reprodutiva (78,9%) em nosso estudo. Um estudo de Sajitha et al (2014) relatou uma incidência semelhante nessa faixa etária. Tal pode dever-se ao desequilíbrio hormonal neste grupo, que conduz a ciclos anovulatórios intermitentes, o que leva a um aumento progressivo do estrogénio para níveis comparativamente elevados, a que se segue uma queda súbita do estrogénio devido à inibição da secreção da pituitária ou da FSH, resultando em hemorragia.

A incidência de 9,1% de padrão secretor no nosso estudo corresponde bem à de 10,7% registada por Dangal (2003). No entanto, foi ligeiramente inferior em comparação com 13,8% por Taib Al-Neaimy et al (2010) e 14% por Patil et al (2009). Tal pode dever-se provavelmente à inclusão de casos que tomavam hormonas para tratamento de irregularidades menstruais.

Observámos 25% de endométrio secretor na faixa etária dos 41-50 anos. A incidência estava em correlação justa com os achados de 16,7% por Sajitha et al 2014 e 16,6% por Bhosle et al (2010). A hemorragia na fase secretora deve-se a uma hemorragia uterina por disfunção ovulatória. Este sangramento ovulatório é explicado pela incapacidade do corpo lúteo de sintetizar uma quantidade adequada de progesterona. O principal defeito está no controlo dos processos que regulam o volume de sangue perdido durante a rutura menstrual do endométrio.

A endometrite (AUB-E) foi o segundo achado histopatológico mais comum entre as causas não estruturais. A endometrite crónica foi diagnosticada em 26 casos (9,8%) no nosso estudo. Isso foi concordante com a incidência relatada de 9,4% por Usha et al 2014 e 7,7% por Wahda et al (2010). No entanto, vários outros estudos observaram uma variação de

3-10% de incidência de EC em mulheres que apresentam AUB (Bayer-Garner et al, 2004). O diagnóstico de endometrite depende da presença de neutrófilos no estroma de um endométrio não menstruado na endometrite aguda e da presença de células plasmáticas no estroma na endometrite crónica.

O nosso estudo mostrou uma preponderância de endometrite no grupo etário perimenopáusico

(47,6%), seguido de 42,9% em idade reprodutiva. Apenas um pequeno número de casos (2/21, 9,5%) foi observado no grupo etário pós-menopausa. Smith et al (2009) observaram uma incidência semelhante de endometrite (41,1%) no grupo etário dos 41-50 anos e 12,6% no grupo dos 51-60 anos, respetivamente.

No nosso estudo, observámos 14 casos (5,3%) de insuficiência da fase lútea. Este valor foi comparável aos 2,56% registados por Sajitha et al (2014). Foi ligeiramente superior ao observado em 1,3% por Jetley et al (2013). O sangramento geralmente ocorre devido à anovulação, levando à falha na formação do corpo lúteo. Isto causa subsequentemente uma secreção inadequada de progesterona e um aumento do estrogénio sem oposição. Isto leva à proliferação desimpedida do revestimento endometrial, que acaba por ultrapassar o seu fornecimento de sangue. Como resultado, o endométrio degenera, o que provoca uma rutura assíncrona do revestimento a diferentes níveis, resultando numa hemorragia mais intensa.

O endométrio proliferativo desordenado (AUB-E) foi observado em 11 casos (4,2%) no nosso estudo, o que foi semelhante a 6,8% por Jetley et al (2013). O endométrio proliferativo desordenado é um exagero da fase proliferativa normal sem aumento significativo na proporção global de glândulas para estroma e é devido à estimulação persistente de estrogénio (Mazur e Kurman, 2005; Mutter, 2002). Este padrão foi particularmente observado no grupo etário dos 41-50 anos no nosso estudo (45,5%). Isso foi semelhante à incidência de 57,8% de PED por Sajitha et al (2014) na última faixa etária.

O endométrio proliferativo desordenado assemelha-se ao tecido proliferativo normal por consistir em glândulas revestidas por epitélio citologicamente brando, pseudo-estratificado, proliferativo e mitoticamente ativo e por ter uma relação normal entre glândulas e estroma. Difere do endométrio proliferativo normal pela ausência de desenvolvimento glandular uniforme. O padrão proliferativo desordenado situa-se numa extremidade do espetro de lesões proliferativas do endométrio que inclui o carcinoma na outra extremidade com fases intermédias de hiperplasias (Doraiswami et al, 2011). Por conseguinte, diagnosticar as doentes na fase mais precoce deste espetro será uma ajuda definitiva para os ginecologistas em exercício, de modo a evitar a progressão da doença.

O nosso estudo mostrou evidência de efeito de hormona exógena/pílula (AUB-I) em 6 casos (2,3%). Incidência semelhante de 2,3% foi encontrada por Jetley et al (2014). Os hormônios são uma linha comum de tratamento médico em pacientes com AUB e frequentemente prescritos empiricamente. Neste padrão, o endométrio apresenta uma combinação de glândulas inactivas, secreções abortivas, reação decidual e vasos sanguíneos finos (Deligdisch, 2000). Este padrão foi predominantemente observado no grupo em idade reprodutiva (50%) no nosso estudo. No entanto, Sajitha et al (2014) relataram incidência máxima no grupo etário da perimenopausa. Isso pode ser provavelmente devido ao aumento do número de pacientes nessa faixa etária que recorrem ao tratamento médico precoce para sangramento em nosso estudo.

No nosso estudo, a incidência de endométrio atrófico foi observada em 5 casos (1,8%). Isso foi comparável a 1% por Khan et al (2011) e 1,1% por Jairajpuri et al (2013). Observou-se predominantemente (4/5, 80%) no grupo etário pós-menopausa 51-60 anos. Do mesmo modo, Bani- Irshaid e Al-Sumadi (2011) (52%) e Gredmark et al (1998) (50%) estudaram que o endométrio atrófico era a causa mais comum de hemorragia pós-menopausa neste grupo etário. A causa da hemorragia pode ser explicada pelo facto de as veias de paredes finas, superficiais às glândulas quísticas em expansão, tornarem os vasos vulneráveis a lesões que conduzem a hemorragia uterina excessiva (Baral e Pudasini, 2011).

CAUSAS ESTRUTURAIS

No nosso estudo, a hiperplasia endometrial (AUB-M) foi a causa estrutural mais comum em 84 casos (31,7%). Este facto está em concordância com Wahda et al (2010) (30,3%) e 25% com

A incidência máxima foi registada no grupo etário dos 40-49 anos, o que está de acordo com Doraiswami et al (2011). Assim, a hiperplasia endometrial é um diagnóstico comum em mulheres na perinemopausa que causam sintomas de hemorragia irregular ou prolongada devido a ciclos anovulatórios. A hemorragia intensa é secundária ao nível sustentado de estrogénio que provoca um crescimento excessivo que afecta não só as glândulas e o estroma, mas também uma vascularização anormal (Takreem et al, 2009). O diagnóstico, a avaliação e o acompanhamento de doentes com esta doença são importantes devido ao potencial maligno, que é variável consoante o tipo de hiperplasia (Muzzafar et al, 2005).

No nosso estudo, a hiperplasia simples sem atipia foi encontrada em 57 (21,5%), o que a torna o segundo padrão histopatológico mais comum no nosso estudo. Outros estudos também relataram a hiperplasia simples como o segundo padrão mais comum, embora a prevalência varie de 25% por Riaz et al (2010) a 66% por Jairajpuri et al (2013). Hiperplasia complexa sem atipia foi observada em 21 (7,9%) no nosso estudo. A incidência foi bastante mais elevada em comparação com 3,0% por Patil et al (2009) e 2,8% por Khan et al (2011).

Relativamente à classificação da hiperplasia endometrial, a maioria constituía hiperplasia simples (HS) sem atipia (57/84, 67,8%) no nosso estudo. O nosso estudo também mostrou que a maioria da hiperplasia simples (52,6%) ocorreu em mulheres na perimenopausa. Estudos semelhantes realizados por Jairajpuri et al (2013) e Takreem et al (2009) relataram 64,4% e 66,6% de incidência de hiperplasia simples em mulheres na perimenopausa.

A hiperplasia complexa sem atipia (CH) foi observada em (21/84, 25%), o que foi semelhante a 28,7% relatado por Mahmoud e Rifat (2013). No entanto, a hiperplasia atípica simples (SAH) e a hiperplasia atípica complexa (CAH) constituíram 2,4% e 4,8%, respetivamente. Uma incidência semelhante de HAS (3,85%) e HAC (7,05%) foi relatada por Sajitha et al (2014).

O risco global de progressão da hiperplasia para cancro é de 5-10% (Baak e Mutter, 2005). A hiperplasia atípica simples (SH), a hiperplasia atípica complexa (CH), a hiperplasia atípica simples (SAH) e a hiperplasia atípica complexa (CAH) têm riscos de progressão diferentes de 1%, 3%, 8% e 29%, respetivamente, para carcinoma (Baak e Mutter, 2005).

De acordo com a última classificação publicada em 2014, a OMS classificou a hiperplasia endometrial em duas grandes categorias: 1) Hiperplasia sem atipia, 2) Hiperplasia atípica / neoplasia intra-epitelial endometrial. As hiperplasias sem atipia são consideradas patologias benignas, sem alterações genéticas relevantes, que regridem com tratamento conservador (gestagénios orais, DIU de gestagénio e eliminação da causa da anovulação (Emons et al 2015). No entanto, as hiperplasias endometriais atípicas exibem muitas das mutações típicas do carcinoma endometrial invasivo (Owings e Quick (2014); Trimble et al, 2012). A histerectomia é, portanto, o tratamento de escolha para a hiperplasia endometrial atípica, mas em pacientes mais jovens o tratamento recomendado é a terapia com altas doses de gestagénio com monitorização histológica adequada (Trimble et al, 2012).

O nosso estudo revelou 12 casos (4,5%) de pólipos endometriais (AUB-P). Este valor foi comparável aos 4,2% registados por Sarwat et al (2011) e aos 3% registados por Forae e Aligbe (2013). No entanto, Jairajpuri et al (2013) e Muzaffar et al (2005) registaram uma incidência ligeiramente inferior de 1,7% e 1,2%. Uma incidência ligeiramente superior de 12% e 13% foi observada por Mirza et al (2012) e Cornistescu et al (2011). A razão para esta variação nos estudos não é conhecida, mas pode estar ligada à variação geo-étnica.

A maioria dos pólipos em 6 casos (50%) foi observada no grupo etário da perimenopausa (41-50 anos), o que está em concordância com 54,5% por Jairajpuri et al (2013) e 39,1% por Saraswathi et al (2011). O fator causal do pólipo é a estimulação estrogénica prolongada, que leva à hiperplasia da camada endometrial basal.

No nosso estudo, foi observada uma menor incidência de pólipos, 3 (25%), no grupo em idade reprodutiva, o que pode ser atribuído a um possível mecanismo de regressão espontânea, que é caraterístico do endométrio cíclico no grupo em idade reprodutiva (Saraswathi et al, 2011).

Existem diferenças significativas entre o pólipo endometrial e o endométrio normal na expressão dos receptores, na proliferação celular e na regulação da apoptose. Estas diferenças, combinadas com aberrações cromossómicas não aleatórias e monoclonalidade, sugerem que o pólipo pode proporcionar um microambiente adequado para o desenvolvimento de malignidade (Saraswathi et al, 2011).

O carcinoma do endométrio (AUB-M) foi a patologia menos comum no nosso estudo, tendo sido encontrado em 4 (1,5%) casos. Resultados semelhantes foram registados em 1,0% por Riaz et al (2010) e 1,8% por Abdullah et al (2011). Por outro lado, Saraswathi et al (2011) e Khare et al (2012) registaram uma incidência superior de 4,4% e 3,3%, respetivamente. Este facto pode ser atribuído à prática da maternidade precoce e da multiparidade na nossa sociedade.

Nosso estudo mostrou 3 casos (1,1%) como insatisfatórios para a opinião. Isso foi semelhante a 1,28% por Sajitha et al (2014). A maioria desses casos mostrou apenas grandes áreas de hemorragia e glândulas ou estroma escassos. Estes foram classificados como inconclusivos para qualquer opinião e o médico foi aconselhado a repetir a biopsia se clinicamente indicado. Este facto pode dever-se a uma hemorragia prolongada e ao facto de a D&C ter sido realizada demasiado tarde. Esta situação exemplifica que a biópsia/curetagem deve ser efectuada numa altura adequada, de modo a poder salvar o máximo de tecido possível para o diagnóstico.

DIAGNÓSTICO HISTOPATOLÓGICO DE ENDOMETRITE CRÓNICA

A incidência de endometrite observada no nosso estudo foi de 26 (9,8%), o que está intimamente relacionado com a incidência de 9,1% registada por Jetley et al (2013). A maioria dos casos (20/26, 76,9%) era de endometrite crónica não específica, seguida de 4 casos (15,4%) de endometrite crónica ativa. Khare et al (2012) também relataram (6,4%) de endometrite crónica não específica no seu estudo. Adicionalmente, também encontrámos 2 casos de endometrite granulomatosa no nosso estudo. Foi diagnosticada pela presença de granulomas caseosos juntamente com células gigantes de Langhans. De forma semelhante, Jetley et al (2013) registaram 2 casos de endometrite granulomatosa num total de 20 casos no seu estudo.

O diagnóstico histopatológico da endometrite crónica é caracterizado pela presença de células plasmáticas no estroma endometrial com ou sem inflamação aguda e linfócitos Crum et al (2006).Outras caraterísticas morfológicas associadas incluem perturbações no crescimento e maturação normais, edema superficial do estroma, aumento da densidade do estroma, rutura do estroma, alteração das células fusiformes do estroma, irregularidade da arquitetura da glândula e infiltrado do estroma, incluindo linfócitos e leucócitos com um infiltrado leucocitário glandular (Crum et al, 2006; Bayer-Garner e Korourian, 2001).

Dos 26 casos de endometrite crónica, os plasmócitos foram o achado mais comum observado em

22 (80,9%) casos de H & E. Este facto está de acordo com Smith et al (2009), que registaram 87,8% de plasmócitos. Seguiu-se um infiltrado inflamatório estromal polimorfo em 16 casos (61,5%), composto predominantemente por linfócitos, neutrófilos e macrófagos.

Foram também observadas várias outras caraterísticas adicionais, para além das células plasmáticas, que significam a presença de endometrite crónica. Estas incluíam a rutura do estroma observada em 11 casos (42,3%). Outras caraterísticas menos comuns foram a irregularidade arquitetural da glândula em 7 (26,9%) e a alteração fusocelular do estroma em 6 casos (23,0%). A hemorragia do estroma em 5 casos (19,2%) e o edema do estroma em 3 casos (11,5%) foram as caraterísticas menos comuns observadas no nosso estudo. Esses achados estão de acordo com Kannar et al (2012) e Gilmore et al (2007).

No entanto, nem todos os casos de endometrite crónica apresentam estes achados morfológicos clássicos. Existem várias condições que mimetizam ou interferem com a pesquisa de plasmócitos no H e E de rotina. Estas são o infiltrado mononuclear, as células estromais plasmocitóides, a mitose estromal abundante, a reação pré-decidual pronunciada, as caraterísticas menstruais ou as alterações secundárias devidas ao tratamento com progesterona exógena antes da biopsia (Bayer-Garner et al, 2004).

Devido a este fator, foram utilizadas várias técnicas auxiliares de diagnóstico para identificar os plasmócitos e ajudar no diagnóstico da endometrite crónica. Estas são a coloração com verde de metilo da pironina, a imunohistoquímica (IHC) para a imunoglobulina G e os sindecanos-1 e hibridação insitu para cadeias leves κ e λ (Gilmore et al, 2007; Eusher e Nuovo, 2002); Crum et al, 1983).

IMUNOHISTOQUÍMICA (SYNDECAN-1)

O sindecan-1 é um proteoglicano de superfície celular que é expresso em plasmócitos (benignos e malignos) e em queratinócitos, mas não é expresso por células mononucleares, linfócitos ou células estromais endometriais (Bayer-Garner et al, 2004). A sua função é mediar a migração e a proliferação celular, bem como a adesão célula-célula e a adesão à matriz extracelular (Carey,

1997; Ridley et al, 1993; Wijdenes et al, 1996).

A imunohistoquímica do sindecan-1 é específica para as células plasmáticas. É um marcador fiável para quantificar os plasmócitos em amostras de biopsia da medula óssea incluídas em parafina (Wijdenes et al, 1996 e Carey, 1997). Isto é importante, uma vez que as células estromais plasmocitóides e os macrófagos não se coram com o sindecan-1, e as células plasmáticas podem ser identificadas por coloração imuno-histoquímica com o sindecan-1, apesar das condições que podem interferir com a sua identificação em lâminas de H&E.

A expressão do sindecan-1 foi examinada em 68 curetagens/biópsias endometriais. Incluíram-se casos com caraterísticas de endometrite crónica, como a presença de células plasmáticas no estroma endometrial. Os outros casos eram os que apresentavam caraterísticas morfológicas secundárias de endometrite, como irregularidade arquitetónica glandular, rutura do estroma, estroma fusiforme, edema do estroma, hemorragia do estroma e inflamação polimorfa na ausência de plasmócitos que não foram identificados no H&E.

O endométrio em fase proliferativa com rutura (PEB), o endométrio proliferativo desordenado com rutura do estroma (DPEB), o pólipo endometrial com inflamação crónica inespecífica, a hiperplasia simples com efeito de progesterona sobreposto e a hiperplasia complexa com endometrite crónica inespecífica foram estudados quanto à presença de plasmócitos. A fase secretora e a fase menstrual foram excluídas do estudo, uma vez que os plasmócitos e outras células inflamatórias podem ser normalmente observados devido a uma degradação proeminente do estroma.

No presente estudo, de um total de 68 casos, apenas 22 casos apresentavam células plasmáticas em H&E. Os restantes 46 casos, de um total de 68, não mostraram qualquer evidência de plasmócitos na H&E. Estes casos eram suspeitos de endometrite crónica ou foram diagnosticados de outra forma que não endometrite crónica na H&E. Estes casos eram suspeitos de endometrite crónica ou foram diagnosticados como não sendo endometrite crónica na H&E. No entanto, na IHC, 47 casos mostraram plasmócitos. Assim, o sindecan-1 melhorou a deteção de plasmócitos em 54,3 % (25/46) dos casos. Este facto foi atribuído à imunomarcação específica dos plasmócitos pelo Syndecan-1, que não só cora os plasmócitos típicos, mas também os plasmócitos fusiformes que podem passar despercebidos numa H&E. Os plasmócitos clássicos têm caraterísticas de cromatina em forma de relógio num núcleo excentricamente colocado, com um halo perinuclear mais visível. Também forneceu provas de que os plasmócitos que não apresentavam algumas das caraterísticas clássicas na H&E eram de facto plasmócitos.

Também observámos que, dos 22 casos de endometrite crónica diagnosticados com base na presença de plasmócitos no estroma endometrial, 3 casos não apresentavam plasmócitos positivos para sindecan-1. Isto resultou num diagnóstico incorreto de 13,6% (3/22) de plasmócitos no H&E no nosso estudo. Este resultado foi concordante com o de Smith et al (2009), que também encontrou um erro de diagnóstico de 16% de endometrite crónica em biópsias.

No nosso estudo, a expressão mais elevada de células plasmáticas foi observada em (19/26, 73,0%) casos de endometrite. Na subclassificação, (17/20, 85%) casos de endometrite crónica não específica mostraram a presença de células plasmáticas pelo sindecan-1. No entanto, a nossa percentagem foi inferior à registada por Bayer-Garner et al (2004) e Kannar et al (2012), que registaram 100% de positividade de plasmócitos por syndecan-1. Isto pode dever-se à identificação incorrecta de células estromais plasmocitóides ou células mononucleares como células plasmáticas em H&E no nosso estudo.

No presente estudo, a expressão de células plasmáticas foi observada em (7/9, 78%) casos de endométrio proliferativo desordenado com rutura. Assim, a EC foi significativamente detectada no DPEB.

Isto pode provavelmente dever-se ao efeito do estrogénio sem oposição no endométrio, que predispõe a um ambiente inflamatório através da produção de citocinas e factores de crescimento (Modugno et al, 2005).

Cerca de dois terços (13/18, 72,2%) dos PEB apresentaram células plasmáticas na imunohistoquímica. Este valor foi comparável com os resultados de Kannar et al (2012), que registaram 69% de positividade no PED e 66% no PEB no seu grupo de estudo. As células plasmáticas também foram observadas em (4/7, 57%) dos pólipos endometriais com efeito de progesterona exógena. Resultados semelhantes foram registados por Bayer-Garner et al (2004).

CLASSIFICAÇÃO DOS PLASMÓCITOS PELO SINDECAN-1

No nosso estudo, o sindecan-1 mostrou positividade de plasmócitos de grau 3+ em 11/17 (64,7%) casos de endometrite crónica, enquanto o grau 2+ foi observado em 4/17 (23,5%) casos e o grau 1 em 2/17 (11,8%) casos. Kannar et al (2012), na sua investigação, obtiveram resultados semelhantes, com o máximo de casos (66,7%) de endometrite crónica a apresentarem plasmócitos de grau 3+.

No nosso estudo, 6/18 casos (46,2%) de PEB demonstraram plasmócitos de grau 2+, seguidos de grau 1 em 4 casos (30,8%) e grau 3+ em 3 casos (23%). O DPEB apresentou uma maioria de plasmócitos de grau 1+ (3/9, 42,9%) e de grau 2+ (42,9%). Apenas um único caso de DPEB (1/9, 14,3%) apresentou plasmócitos de grau 3+. Um estudo de Gilmore et al (2007) observou (19% grau 1, 39% grau 2 e 10% grau 3) respetivamente em PEB. Também a maioria dos casos de DPEB no estudo de Gilmore et al (2007) registou células plasmáticas de grau 1+ em 61% dos casos, seguidas de células plasmáticas de grau 2+ em 17%, respetivamente. Outro estudo de Kannar et al (2012) observou a maioria dos casos de PEB (50%) com células plasmáticas de grau 1. O EPD também mostrou predominantemente células plasmáticas de grau 1+ (43,8%) no seu estudo.

A associação de caraterísticas histológicas secundárias, como irregularidade da arquitetura da glândula, estroma fusiforme, edema do estroma e rutura do estroma, com a presença de células plasmáticas foi também avaliada em 68 casos. No presente estudo, o grau mais elevado de plasmócitos demonstrou uma associação estatisticamente significativa com a presença de rutura do estroma ($P = 0,027$). No entanto, outros parâmetros histológicos, como a irregularidade da arquitetura da glândula ($P = 0,47$), o edema do estroma ($P = 0,35$), o estroma fusiforme ($P = 0,56$) e a hemorragia do estroma ($P = 0,77$), não mostraram uma associação significativa com as células plasmáticas. Os nossos achados estão em concordância com os de Kannar et al (2012), que também encontraram uma associação significativa entre a rutura do estroma e as células plasmáticas ($P = 0,02$). Outras caraterísticas histológicas, como a irregularidade arquitetónica da glândula ($P = 0,28$), o edema do estroma ($P = 0,71$) e o estroma fusiforme ($P = 0,72$), foram consideradas estatisticamente insignificantes no seu estudo.

O infiltrado inflamatório estromal polimorfo composto predominantemente por linfócitos, neutrófilos e macrófagos também mostrou uma associação estatisticamente significativa (P=0,04) com o aumento do número de plasmócitos no nosso estudo. Smith et al (2009), no seu estudo, verificaram que o infiltrado estromal polimórfico, principalmente de linfócitos, estava significativamente associado a plasmócitos e ao diagnóstico de endometrite (p<.0001). Além disso, também encontraram uma correlação entre macrófagos e neutrófilos e a presença de plasmócitos (P-value 0.0029, P-value 0.0048).

A coloração imunológica com Syndecan-1 pode ajudar o patologista a reduzir o tempo de rastreio para detetar células plasmáticas. É de salientar que a utilização do Syndecan-1 pode ser útil no diagnóstico de casos suspeitos de endometrite crónica em que outros achados histológicos interferem com a pesquisa de células plasmáticas.

Capítulo 7
RESUMO E CONCLUSÕES

Este estudo foi realizado durante um período de 2 anos, de novembro de 2013 a julho de 2015, em 265 doentes que se apresentaram nos serviços externos e internos do Departamento de Obstetrícia e Ginecologia com queixas de AUB. As biópsias endometriais e as amostras de curetagem foram processadas no Departamento de Patologia, Faculdade de Medicina Jawaharlal Nehru, AMU, Aligarh. O resumo do estudo e as conclusões dele retiradas são os seguintes.

- Do total de 265 casos, a maioria dos doentes 94(35,4%) encontrava-se na 5th década, seguida de 81(30,6%) na 4ª década.

- Com o aumento da paridade, houve um aumento na incidência de AUB no nosso estudo. A maioria das pacientes do nosso estudo, 103 (38,9%) eram grã-multíparas, 97 (36,6%) eram multíparas, 48 casos (18,1%) eram de baixa paridade e 17 casos (6,4%) eram nulíparas.

- A principal queixa das nossas doentes foi a menorragia 115 (43,4%), seguida da metrorragia 51 (19,3%), oligomenorreia 33 (12,4%), polimenorreia 24 (9,0%) e hemorragia pós-menopausa em 21 (7,9%) casos, respetivamente.

- No presente estudo, de um total de 265 doentes, 45 (17%) apresentavam outros sintomas associados à hemorragia vaginal irregular.

- A dor pélvica foi o sintoma associado mais comum observado em 20 (44,4%), seguido de corrimento vaginal em 11 (23,5%) casos.

- Uma análise comparativa da apresentação clínica específica por idade revelou que a menorragia era a queixa mais comum, 51 (44,4%) nos 41-50 anos, seguida de 47 casos (40,9%) de menorragia no grupo etário dos 31-40 anos. A metrorragia foi a segunda apresentação mais comum, 20 (39,2%) no grupo etário dos 41-50 anos.

- De acordo com a classificação PALM-COEIN, as causas não estruturais foram responsáveis pela maioria dos diagnósticos, 161(63%) doentes. No entanto, as causas estruturais constituíram 104(37%) do total de casos.

- Entre as causas não estruturais, o endométrio cíclico normal (AUB-E) foi o diagnóstico histopatológico mais comum. Este incluiu proliferativo em 76 (28,7%) e secretor em 24 (9,1%). Seguiram-se a endometrite (AUB-E) em 26 (9,8%) casos, a insuficiência da fase lútea (AUB-O) em 14 (5,3%), a DPE (AUB-E) em 11 (4,2%) e o efeito de pílula (AUB-I) em 6 (2,3%) casos, respetivamente. O endométrio atrófico (AUB-E) foi a lesão histopatológica menos comum encontrada, 5 (1,8%).

- Na categoria das causas estruturais, a hiperplasia do endométrio (AUB-M) foi o diagnóstico histopatológico mais comum 84(31,7%) no nosso estudo. Seguiram-se o pólipo endometrial (AUB-P) em 12 (4,5%) casos e o carcinoma endometrial (AUB-M) em 4 (1,5), respetivamente.

- Observámos uma associação específica da idade das lesões endometriais em doentes com AUB. A maioria dos casos de endométrio proliferativo 60 (78,9%) e secretor 18 (75%) foram observados no grupo de idade reprodutiva. A hiperplasia simples sem atipia foi a lesão mais comum em mulheres na perimenopausa 30 (52,6%). No entanto, a maioria dos casos de endométrio atrófico 4 (80%) e de carcinoma do endométrio 3 (75%) foi encontrada em mulheres pós-menopáusicas.

- Na categorização da hiperplasia endometrial, observámos um máximo de casos de hiperplasia simples sem atipia em 57 (67,8%) casos, seguidos de 21 (25%) casos de hiperplasia complexa sem atipia. A hiperplasia atípica complexa foi encontrada em 4 casos (4,8%), enquanto apenas 2 casos (2,4%) apresentavam hiperplasia atípica simples.

  - A endometrite foi observada em 26 (9,8%) casos, dos quais a maioria das doentes tinha 15 (57,7%) endometrite crónica não específica. A endometrite crónica associada a hiperplasia complexa foi observada em 5 (19,2%), seguida de endometrite crónica ativa em 4 (15,4%) casos. Para além disso, foram também documentados no nosso estudo 2 (7,7%) casos de endometrite granulomatosa.

- As células plasmáticas foram a caraterística histológica mais comum observada em 22/26 (84,6%) casos de endometrite crónica inespecífica, seguidas de infiltrado inflamatório polimorfo em 16/26 (61,5%). Além disso, a percentagem de outras caraterísticas histológicas secundárias foi a rutura do estroma em 11/26 (42,3%), irregularidade arquitetónica da glândula em 7/26 (26,9%) e estroma fusiforme em 6/26 (23%). A hemorragia do estroma em 5 (19,2%) e o edema do estroma em 3 (11,5%) foram as caraterísticas menos comuns.

- De um total de 68 biópsias/ curetagens endometriais coradas com sindecan-1, 47 (69,1%) casos foram positivos para células plasmáticas. No entanto, em H&E, apenas 22 casos mostraram a presença de células plasmáticas. Assim, o sindecan-1 aumentou a taxa de deteção de plasmócitos em 54,3%. Houve 3 dos 22 casos que não mostraram positividade para plasmócitos na IHC. Por conseguinte, verificou-se uma taxa de erro de diagnóstico de 3/22 (13,6%) em casos de endometrite crónica na coloração de H&E. No nosso estudo, verificou-se uma forte correlação entre as células plasmáticas e a expressão de syndecan-1 (p<0,0001).

- A positividade do sindecan -1 foi observada em 19 casos (81%) de endometrite crónica, seguida de 13 casos (72,2%) de PEB e 7 casos (77,7%) de DPEB. Cerca de 4 casos (57%) de pólipos endometriais com inflamação crónica inespecífica e de hiperplasia simples sem atipia com efeito de progesterona sobreposto (50%) apresentaram plasmócitos na IHC.

- A maioria dos casos de endometrite crónica inespecífica apresentava plasmócitos de grau 3+ em 11 casos (64,7%), grau 2+ em 4 casos (23,5%) e grau 1+ em 2 casos (11,8%).

- O PEB demonstrou uma maioria de 6 (46,2%) plasmócitos de grau 2+, seguidos de grau 1+ em 4 casos (30,8%) e de grau 3+ em 3 casos (23%). No entanto, o DPEB mostrou uma maioria de grau 1 (42,9%) e grau 2+ (42,9%). Registou-se apenas um único caso (14,3%) de DPEB com plasmócitos de grau3+.

- A maioria das doentes com o diagnóstico de pólipo endometrial com inflamação crónica inespecífica, hiperplasia simples sem atipia com efeito de progesterona sobreposto e endometrite crónica associada a hiperplasia complexa apresentava plasmócitos de grau 1+.

- A presença de rutura do estroma ($P = 0,02$) e de infiltrado inflamatório polimorfo ($P = 0,04$) mostrou uma associação significativa com o grau mais elevado de plasmócitos. Em contraste, outras caraterísticas histológicas como a irregularidade da arquitetura da glândula ($P = 0,47$), estroma fusiforme ($P = 0,56$), edema do estroma ($P = 0,35$) e hemorragia do estroma ($P = 0,77$) não mostraram uma associação estatisticamente significativa no nosso estudo.

- Em conclusão, o Syndecan-1 é um adjuvante eficaz no reconhecimento de plasmócitos no meio da endometrite crónica em doentes com AUB.

- O sindecan-1 pode também ajudar na identificação de plasmócitos em casos suspeitos de EC que estejam mascarados por outras caraterísticas histológicas como infiltrado de células mononucleares, endométrio menstrual tardio ou proliferativo precoce, proliferação de células estromais com células estromais plasmocitóides, mitoses estromais abundantes e reação pré-decidual pronunciada no endométrio secretor tardio.

BIBLIOGRAFIA

- Abdullah LS, Bondagji NS. Padrão histopatológico da amostragem endometrial realizada para sangramento uterino anormal. Bahrain Med Bull.2011; 33:195-200.

- Abdullah LS, Bondagji NS. Padrão histopatológico da amostragem endometrial realizada para sangramento uterino anormal. Bahrain Med Bull 2011; 33(4):1-6.

- Comité de Boletins Práticos do ACOG - Ginecologia. Colégio Americano de Obstetras e Ginecologistas. Boletim de prática do ACOG: Gestão da hemorragia anovulatória. Int J Gynaecol Obstet 2001; 72:263-271.

- Adegboyega PA, Pei Y, McLarty J. Relação entre eosinófilos e endometrite crónica. Hum Pathol 2010; 41: 33-37.

- Adelantado, J.M., Rees, M.C.P., Lopez Bernal, A. et al.Aumento dos receptores uterinos de prostaglandinas em mulheres com menorragia. Br. J. Obstet. Gynaecol.1998; 95:162165.

- Agrawal S, Mathur S, Vaishnav K. Estudo histopatológico do endométrio em sangramento uterino anormal em todas as faixas etárias no oeste do Rajastão (400 CASOS). Revista internacional de ciências médicas básicas e aplicadas 2014;4(3):15-18

- Akerlund, M. Bengtsson, L.P. and Carter, A.M. (1975) A technique for monitoring endometrial or decidual blood flow with an intrauterine thermistor probe. Ata Obstet. Gynecol. Scand 1975; 54:469-477.

- Albers JR, Hull SK, Wesley MA; Hemorragia uterina anormal. Am Fam Phys., 2004; 69: 1915-1926.

- Almoujahed MO, Briski LE, Prysak M, et al. Granulomas uterinos: caraterísticas clínicas e patológicas. Am J Clin Pathol 2002; 117:771-775.

- Alshryda S, Sarda P, Sukeik M, Nargol A, Blenkinsopp J, Mason JM. Ácido tranexâmico na substituição total do joelho: uma revisão sistemática e meta-análise. J Bone Joint Surg Br 2011;93:1577-1585.

- Archana Bhosle, Michelle Fonseca. Bombay Hospital Journal, Vol.52, No.1, 2010.

- Awwad JT, Toth TL, Schiff I. Hemorragia uterina anormal na perimenopausa. Int J Fertil Menopausal Stud 1993; 38(5): 261-269.

- Baak JP, Mutter GL. EIN e OMS94. J Clin Pathol 2005; 58:1 -6.

- Ballinger C, Browning M, Smith A. Hormone profiles and psychological symptoms in peri-menopausal women (Perfis hormonais e sintomas psicológicos em mulheres na peri-menopausa). Maturitas. 1987;9(3):235-251.

- Bani Irshaid I ,Al sumadi A.Achados histológicos em mulheres com hemorragia pós-menopausa: Jordanian figures.Eastern Mediterranean Journal 2011;17(7):582-586.

- Bao X, Moseman EA, Saito H, Petryniak B, Thiriot A, Hatakeyama S, Ito Y, Kawashima H, Yamaguchi Y, Lowe JB, von Andrian UH, Fukuda M. Endothelial heparan sulfate controls chemokine presentation in recruitment of lymphocytes and dendritic cells to lymph nodes. Immunity 2010; 33:817-829.

- Baral R, Pudasaini S. Histopathological pattern of endometrial samples in abnormal uterine bleeding (Padrão histopatológico de amostras endometriais em hemorragias uterinas anormais). Jornal de Patologia do Nepal. 2011; 1:13-16.

- Bartlett AH, Hayashida K, Park PW. Mecanismos moleculares e celulares dos sindecanos na lesão e inflamação dos tecidos. Mol Cells. 2007; 24:153-166.

- Bayer-Garner IB, Korourian S. As células plasmáticas na endometrite crónica são facilmente identificadas quando coradas com Syndecan-1. Mod Pathol 2001; 14:877-879.

- Bayer-Garner IB, Nickell JA, Korourian S. A imunohistoquímica de rotina do Syndecan-1 ajuda no diagnóstico da endometrite crónica. Arch Pathol Lab Med 2004; 128:1000-1003.

- Beazley JM. Hemorragia uterina disfuncional. Br. J. Hosp. Med 1972 ;7 :573-578.

- Beilby, J.O.W., Farrer-Brown, G. and Tarbit, M.H. The microvasculature of common uterine abnormalities, other than fibroids,J. Obstet. Gynaecol. Br. Commonw 1971; 78:361-368.

- Bernfield M, Gotte M, Park PW, Reizes O, Fitzgerald ML, Lincecum J, Zako M. Funções dos proteoglicanos de sulfato de heparano de superfície celular. Annu Rev Biochem 1999;

68:729-777.

- Bettocchi S, Ceci O, Vicino M, Marello F, Impedovo L, Selvaggi L. Inadequação diagnóstica da dilatação e curetagem. Fertil Steril 2001;75:803-805.

- Bhatta S.Sinha AK. Estudo histopatológico do endométrio em hemorragias uterinas anormais. Jornal de Patologia do Nepal. 2012; 2: 297-300.

- Bhosle A,Fonseca M; Avaliação e correlação histopatológica da hemorragia uterina anormal em mulheres na perimenopausa. Bombay Hospital Journal, 2010; 52(1): 69-72.

- Bowkley CW, Dubel GJ, Haas RA, Soares GM, Ahn SH. Embolização da artéria uterina para controlo de hemorragia com risco de vida na menarca: breve relato. J Vasc Interv Radiol 2007; 18:127-131.

- Bren L; Alternativa à histerectomia: novas tecnologias, mais opções. FDA Consum. 2001; 35(6): 23-28.

- Burke TW, Tortolero-Luna G, Malpica A, Baker VV, Whittaker L, Johnson E, et al. Hiperplasia endometrial e cancro do endométrio. Obstet Gynecol Clin North Am 1996; 23:411-56.

- Cadena D, Cavanzo FJ, Leone CL, et al. Endometrite crónica: um estudo clínico-patológico comparativo. Obstet Gynecol 1973; 41:733-738.

- Cameron I.T.Dysfunctional uterine bleeding. Em Drife, J.O. (ed.) Dysfunctional uterine bleeding and menorrhagia. BaillieAre's Clin. Obstet. Gynaecol 1989; 3:315-328.

- Campbell S e Monga A. Gynaecology by Ten Teachers.18th ed. Arnold, 2006:4452.

- Carey DJ, Evans DM, Stahl RC, Asundi VK, Conner KJ, Garbes P, Cizmeci-Smith G. Molecular cloning and characterization of N-syndecan, a novel transmembrane heparan sulfate proteoglycan. J Cell Biol. 1992; 117:191-201.

- Carey DJ. Syndecans: coreceptores multifuncionais de superfície celular. Biochem J 1997;327 :1-16.

- Chullapram T, Song JY, Fraser IS. Seguimento a médio prazo de mulheres com menorragia tratadas por ablação endometrial por rollerball. Obstet Gynecol 1996; 88: 7176.

- Com⅛escu FI, Tanase F, Simionescu C, Iliescu D. Considerações clínicas, histopatológicas e terapêuticas no sangramento uterino anormal não neoplásico na transição da menopausa. Rom J Morphol Embryol 2011; 52:759-765.

- Creasman WT, Odicino F, Maisonneuve P, Quinn MA, Beller U, Benedet JL, et al. Carcinoma do corpo uterino. FIGO 6th Annual Report on the Results of Treatment in Gynecological Cancer (6° Relatório Anual da FIGO sobre os Resultados do Tratamento do Cancro Ginecológico). Int J Gynecol Obstet 2006; 95(Suppl 1):S105-143.

- Crum CP, Egawa K, Fenoglio CM, Richart RM. Endometrite crónica: O papel da imunohistoquímica na deteção de células plasmáticas. Am J Obstet Gynecol 1983; 147:812-815.

- Crum CP, Hornstein MD, Nucci MR, Mutter GL. Hertig and beyond:A systematic and practical approach to the endometrial biopsy. AdvAnat Pathol 2003; 10:301-318.

- Crum CP, Hornstein MD, Stewart EA. Avaliação do endométrio cíclico e distúrbios endometriais benignos. Em Crum CP, Lee KR, editores. Diagnostic Gynaecologic and Obstetric Pathology. 1st ed. Philadelphia, PA: Elsevier Saunders; 2006. p. 441-491.

- Czernobilsky B. Endometrite e infertilidade. Fertil Steril. 1978; 2:119-130.

- Dangal G. Um estudo do endométrio em pacientes com hemorragia uterina anormal no vale de Chitwan. Kathmandu Univ Med J (KUMJ) 2003; 1(2):110-112.

- Daniels RV., McCuskey C. Hemorragia vaginal anormal numa doente não grávida. Emerg Med Clin N Am 2003; 21:751-772.

- David G, van der Schueren B, Marynen P, Cassiman JJ, van den Berghe H. Molecular cloning of amphiglycan, a novel integral membrane heparan sulfate proteoglycan expressed by epithelial and fibroblastic cells. J Cell Biol. 1992; 118:961-969.

- Deligdisch L. Hormonal Pathology of the Endometrium (Patologia Hormonal do

Endométrio). Patologia Moderna, 2000; 13(3):285-294.

- Doraiswami S, et al. Estudo da patologia endometrial na hemorragia uterina anormal. O Jornal de Obstetrícia e Ginecologia da Índia. 2011; 61(4):426-430.

- Downie J, Poyser N, Wunderlich M. Levels of prostaglandins in human endometrium during the normal menstrual cycle. The Journal of Physiology. 1974; 236(2):465-472.

- Dueholm M. Ecografia transvaginal para o diagnóstico de adenomiose: uma revisão. Best Pract Res Clin Obstet Gynaecol 2006; 20(4):569-582.

- Einer-Jensen N. Diminuição do fluxo sanguíneo endometrial e do nível de progesterona plasmática após instilação de 10 μg de prostaglandina F2α no lúmen do útero de macacos rhesus. Prostaglandins. 1973; 4(4):517-522.

- Eldred, J.M. and Thomas, E.J. (1994) Pituitary and ovarian hormone levels in unexplained menorrhagia. Obstet. Gynecol 1994; 84: 775-778.

- Eusher E, Nuovo CJ. Deteção de células que expressam Kappa e lamba no endométrio por hibridação in situ. Int J Gynecol Pathol 2002; 21:383-390.
Fertil Menopausal Stud., 1993; 38(5): 261-269.

- Forae GD, Aligbe JU. Padrões histopatológicos de lesões endometriais em pacientes com sangramento uterino anormal numa população cosmopolita. J Basicclin Reprod Sci., 2013; 2(2): 101-104.

- Fraser IS, Critchley HO, Munro MG. Hemorragia uterina anormal: entendendo a nossa terminologia. Curr Opin Obstet Gynecol 2007; 19(6):591-595.

- Fraser IS, Langham S e Uhl-Hochgraeber K. Health-related quality of life and economic burden of abnormal uterine bleeding. Expert Rev Obstet. Gynecol.2009;4(2):179-189.

- Fraser, I.S. and Petrucco, O.M. Management of intermenstrual and postcoital bleeding, and an appreciation of the issues arising out of the recent case of O'Shea v Sullivan and Macquarie Pathology. Aust. NZ J. Obstet. Gynaecol 1996; 36:67-73.

- Gilmore H, Fleischhacker D, Hecht JL. Diagnóstico de endometrite crónica em biópsias com rutura do estroma. Hum Pathol 2007; 38:581-584.

- Goldenstein SR. Avaliação moderna do endométrio. Obstet Gynecol 2010; 116: 168176.

- Goodman A. Hemorragia anormal do trato genital. Clin Cornerstone 2000;3: 25-35. Gynecol.2009; 4(2):179-189.

- Gredmark T, Kvint S, Havel G, Mattsson LA. Achados histopatológicos em mulheres com hemorragia pós-menopausa. Br J Obstet Gynecol. 1995; 102(2): 133-136.

- Greenwood SM, Moran JJ. Endometrite crónica: observações morfológicas e clínicas. Obstet Gynecol 1981; 58:176-183.

- Gutmann JN, Thornton KL, Diamond MP, et al. Avaliação do tratamento com acetato de leuprolide na histopatologia dos miomas uterinos. Fertil Steril 1994; 61:622-626.

- Hamani Y, Ben-Shachar I, Kalish Y, Porat S. Tamponamento intrauterino com balão como tratamento para hemorragia uterina grave induzida por púrpura trombocitopénica imune. Fertil Steril 2010;94:2769.-2769.

- Hampton A, Salamonsen L. Expression of Messenger Ribonucleic Acid Encoding Matrix Metalloproteinases and Their Tissue Inhibitors is Related to Menstruation. Journal of Endocrinology. 1994; 141(1):R1-R3.

- Handel TM, Johnson Z, Crown SE, Lau EK, Proudfoot AE. Regulação das funções proteicas pelos glicosaminoglicanos, exemplificada pelas citocinas. Annu Rev Biochem 2005;74:385-410.

- Hart WR. Neoplasias problemáticas do músculo liso uterino. Am J Surg Pathol 1997; 21: 252-255.

- Haynes, P.J., Anderson, A.B.M. e Turnbull, A.C. (1979) Patterns of menstrual blood loss in menorrhagia. Res. Clin. Forums, 1979;1: 73-78.

- Hendrickson M, Kempson R, Atkins K. Uterus and fallopian tubes. Em Mills' S, ed. Histology for Pathologists. 3ª edição. Philadelphia, PA: Lippincott Williams & Wilkins, 2006.

- Inayama Y, Shoji A, Odagiri S, et al. Deteção de metástases pulmonares de sarcoma do estroma endometrial de baixo grau 25 anos após histerectomia. Pathol Res Pract 2000; 196: 129-134.

- Jairajpuri ZS, Rana S, Jetley S. Hemorragia uterina atípica - auditoria histopatológica do endométrio. Um estudo de 638 casos. Al Ameen J Med Sci 2013; 6(1):21-28.

- James AH, Kouides PA, Abdul-Kadir R, Dietrich JE, Edlund M, Federici AB, et al. Evaluation and management of acute menorrhagia in women with and without underlying bleeding disorders: consensus from an international expert panel. Eur J

Obstet Gynecol Reprod Biol 2011; 158:124-134.
- Jemal A, Bray F, Center MM, Ferlay J, Ward E, Forman D. Hemorragia uterina por cancro global em mulheres na pré-menopausa. Am FamPhysician.2012; 85(1):35-43.

- Jetley S, Rana S, Jairajpuri ZS; Espectro morfológico da patologia endometrial em mulheres de meia-idade com hemorragia uterina atípica. J of Midlife, 2013; 4(4): 216-220

- Joan Pitkin.Hemorragia uterina disfuncional.British medical journal.2007;334:1110- 1111

- Johnston-MacAnanny EB, Hartnett J, Engmann LL, Nulsen JC, Sanders MM, Benadiva CA. A endometrite crónica é um achado frequente em mulheres com falhas recorrentes de implantação após fertilização in vitro. Fertil Steril 2010; 93:437-441.

- Kadir RA, Lukes AS, Kouides PA, Fernandez H, Goudemand J. Gestão da hemorragia menstrual excessiva em mulheres com distúrbios hemostáticos. Fertil Steril 2005; 84:1352-1359.

- Kannar V, Kumar H, Lingaiah M, Sunita V. Endometrite crónica em hemorragia uterina anormal. 2012; 4 (2):69-73.

- Keith ED. The menstrual cycle.William LL.Dewhuest's Textbook of Obstetrics & Gynaecology.7thEd.London, Blackwell pyblishers, 2007: 348-354.

- Kelly AB. Hemorragia uterina anormal: etiologia, avaliação e pontos finais para o não ginecologista. Medicina do Nordeste da Flórida. 2006; (57): 27-31.

- Khan S, Hameed S, Umber A. Padrão histopatológico do endométrio no diagnóstico de D&C em pacientes com hemorragia uterina anormal. Annals 2011; 17(2):166-170.

- Kharabi Masouleh B, Ten Dam GB, Wild MK, Seelige R, van der Vlag J, Rops AL, Echtermeyer FG, Vestweber D, van Kuppevelt TH, Kiesel L, Gotte M. Role of the heparan sulfate proteoglycan syndecan-1 (CD138) in delayed-type hypersensitivity. J Immunol. 2009; 182:4985-4993.

- Khare A, Bansal S, Sharma P, Elhence N, et al. Espectro morfológico do endométrio em doentes que apresentam hemorragia uterina disfuncional. People's J Sci Res 2012; 5:13-16.

- Kitaya K, Yasuo T. Expressão aberrante da selectina E, CXCL1 e CXCL13 na endometrite crónica. Mod Pathol 2010; 23:1136-1146.

- Kiviat NB, W0lner-Hanssen P, Eschenbach DA, Wasserheit JN, Paavonen JA, Bell TA, et al. Histopatologia endometrial em doentes com infeção do trato genital superior comprovada por cultura e salpingite aguda diagnosticada por laparoscopia. Am J Surg Pathol 1990; 14:167-175.

- Kothapalli, R., Buyuksal, I., Wu, S.Q. et al. (2000) Deteção de ebaf, um novo gene humano da superfamília do fator de crescimento transformador beta. J. Clin. Invest 2000; 99: 2342-2350.

- Kurman RJ, Kaminski PF, Norris HJ. O comportamento da hiperplasia endometrial. Um estudo a longo prazo da hiperplasia "não tratada" em 170 pacientes. Cancro 1985; 56:403-412.

- Lethaby A, Farquhar C, Cooke I. Antifibrinolíticos para hemorragia menstrual intensa. Cochrane Database of Syst Rev. 2000 ;(4):CD000249.

- Li AJ, Giuntoli RL, 2nd, Drake R, et al. Preservação dos ovários em sarcomas estromais endometriais de baixo grau em estádio I. Obstet Gynecol 2005; 106:1304-1308.

- Liebersbach BF, Sanderson RD. A expressão de syndecan-1 inibe a invasão celular no colagénio tipo I. J Biol Chem 1994; 268:20013-20019.

- Lillemoe TJ, Perrone T, Norris HJ, et al. Fenótipo miogénico de áreas de tipo epitelial em sarcomas do estroma endometrial. Arch Pathol Lab Med 1991; 115:215-219.

- Lockwood C, Krikun G, Hausknecht V, Papp C, Schatz F. Expressão de inibidores da metaloproteinase da matriz e da metaloproteinase da matriz em células estromais do endométrio

durante a desidualização iniciada pela progestina e a progestina relacionada com a menstruação

Retirada 1. Endocrinology. 1998; 139(11):4607-4613.

- Lockwood C, Nemerson Y, Krikun G, Hausknecht V, Markiewicz L, Alvarez M et al. Steroid-modulated stromal cell tissue fator expression: a model for the regulation of endometrial hemostasis and menstruation. The Journal of Clinical Endocrinology & Metabolism. 1993; 77(4):1014-1019.

- Lortat-Jacob H, Grosdidier A, Imberty A. Structural diversity of heparan sulfate binding domains in chemokines. Proc Natl Acad Sci USA. 2002; 99:1229-1234.

- Lukes AS, Moore KA, Muse KN, Gersten JK, Hecht BR, Edlund M, et al. Tratamento com ácido tranexâmico para hemorragia menstrual intensa: um ensaio aleatório controlado. Obstet Gynecol 2010; 116:865-875.

- Mahajan N, Aggarwal M, Bagga A. Health issues of menopausal women in North India (Questões de saúde das mulheres na menopausa no Norte da Índia). J Midlife Health 2012; 3:84-87.

- Mahmoud M. M, Aseel G. R, Alterações histopatológicas endometriais em mulheres com sangramento uterino anormal na cidade de Kirkuk, um estudo clínico-patológico. Med J da Babilónia 2013; Vol 10, 567-582.

- Mark Livingstone, Ian S. Fraser. Mecanismo de sangramento uterino anormal. Actualizações de Reprodução Humana; 2002; Vol.8 (1):60-67.

- Mary GS, Tarin AS e Patrice MW. Avaliação e manejo do sangramento uterino anormal em mulheres na pré-menopausa.Am Fam Physician.2012; 85(1):35-43.

- Marynen P, Zhang J, Cassiman JJ, Van den Berghe H, David G. Estrutura primária parcial das proteínas nucleares de 48 e 90 quilodaltos dos proteoglicanos de sulfato de heparano associados à superfície celular dos fibroblastos pulmonares. Previsão de um domínio de membrana integral e evidência de múltiplas proteínas nucleares distintas na superfície celular de fibroblastos pulmonares humanos. J Biol Chem. 1989; 264:7017-7024.

- Mazur MT, Kurman RJ. Avaliação do endométrio normal e da infertilidade. In: Mazur MT, Kurman RJ, editores. Diagnóstico de biópsias e curetagens endometriais: Uma abordagem prática. 2ª Ed. Nova Iorque, NY:Springer- Verlag; 2005:7-33.
Menopausa 2009; 16(1):50-69.

- Mirza T, akram S e Mirza A et al. Padrão histopatológico de hemorragia uterina anormal em biópsias endometriais 2012; 8:114-117.

- Modugno F, Ness RB, Chen C, Weiss NS. Inflamação e cancro do endométrio: Uma hipótese. Cancer Epidemiol Biomarkers Prev 2005; 14:2840-2847.

- Moghal N. Valor diagnóstico da curetagem endometrial na hemorragia uterina anormal - um estudo histopatológico. J Pak Med Assoc 1997; 47:295-299.

- Moinfar F, Azodi M, Tavassoli FA. Sarcomas uterinos. Patologia 2007; 39:55-71.

- Munro MG, Critchley HO, Broder MS, Fraser IS. Sistema de classificação FIGO (PALM-COEIN) para causas de hemorragia uterina anormal em mulheres não grávidas em idade reprodutiva. Int J Gynaecol Obstet 2011;113:3-13

- Mutter GL, Ferenczy A. Anatomia e histologia do corpo uterino. In: Blaustein's pathology of the female genital tract. RJ Kurman (Ed.); 5ª ed.; Springer (Índia) Nova Deli, 2004; pp.383-419.

- Mutter GL. Diagnóstico de doença endometrial pré-maligna. J Clin Pathol 2002; 55:326-331.

- Muzzafar M, Akhtar KAK, Yasmin S ,Rehman M, Iqbal W, Khan MA. Irregularidades menstruais com perda excessiva de sangue: uma correlação clínico-patológica. J Pak Med Assoc 2005; 55:486-489.

- Ness RB, Soper DE, Holley RL, Peipert J, Randall H, Sweet RL, et al. Eficácia das estratégias de tratamento em regime de internamento e ambulatório para mulheres com doença inflamatória pélvica: Results from the Pelvic Inflammatory Disease Evaluation and Clinical

Health (PEACH) Randomized Trial (Resultados do ensaio aleatório de avaliação da doença inflamatória pélvica e saúde clínica (PEACH)). Am J Obstet Gynecol 2002; 186:929-937.

- Nichols CM, Gill EJ. Ablação endometrial por balão térmico para tratamento de hemorragia uterina aguda. Obstet Gynecol 2002; 100:1092-1094.

- Nicholson WK, Ellison SA, Grason H, Powe NR. Patterns of ambulatory care use for gynecologic conditions: a national study. Am J Obstet Gynecol 2001; 184:523- 530.

- Oliva E, Clement PB, Young RH, et al. Tumores mistos do estroma endometrial e do músculo liso do útero: um estudo clinicopatológico de 15 casos. Am J Surg Pathol 1998; 22: 997-1005.

- Owings R A, Quick C M. Endometrial intraepithelial neoplasia. Arch Pathol Lab Med. 2014; 138:484-491.

- Ozdemir S, Celik C e Gezginc K et al. Avaliação da espessura endometrial com ultrassonografia transvaginal e histopatologia em mulheres na pré-menopausa com sangramento vaginal anormal. Arch Gynecol Obstet 2010; 282(4):395-399.

- Parveen F, Hashim HA. Hemorragia uterina disfuncional: Um estudo histopatológico. J Coll physicians Surg Pak 1999; 9:318-320.

- Parveen SH. Histologia do endométrio na hemorragia uterina anormal. Canal Médico Trimestral 2011; 17 (4):68-70.

- Patil SG, Bhute SB, Inamdar SA, Acharya SN, Srivastava DS. Role of diagnostic hysteroscopy in abnormal uterine bleeding and its histopathologic correlation (Papel da histeroscopia diagnóstica na hemorragia uterina anormal e sua correlação histopatológica). J Gynecol Endosc Surg 2009; 1: 98-104.

- Paukku M, Puolakkaien M, Paavonen T, Paavonen J. A endometrite de células plasmáticas está associada à infeção por Chlamydia trachomatis. Am J Clin Pathol 1999; 112:211-215.

- Prentice A. Implicações da hemorragia uterina disfuncional para os cuidados de saúde. Best Practice & Research Clinical Obstetrics & Gynaecology. 1999; 13(2):181-188.

- Rosai J.Sistema reprodutor feminino-útero-corpo. In:Rosai and Ackerman's Surgical Pathology. 10ª Edn.; Mosby: An Imprint of Elsevier, Missouri, 2005:1477-1478.

- Riaz S, Ibrar F, Dawood NS, Jabeen A. Patologia endometrial por curetagem endometrial em menorragia no grupo etário pré-menopausa. J Ayub Med Coll Abbottabad 2010; 22(3):161-164.

- Ridley AJ. Life at the leading edge. Cell. 2011; 145:1012-1022.

- Ridley RC, Xiao H, Hata H, Woodliff J, Epstein J, Sanderson RD. A expressão de syndecan-1 regula a adesão das células plasmáticas do mieloma humano ao colagénio de tipo I. Blood 1993; 81:767-774.

- Rubin B, Crosignani P.G. Revisão e diretrizes sobre hemorragia uterina disfuncional. Grupo de estudo da Sociedade Europeia de Reprodução Humana e Embriologia. Hum Reprod 1990; 5: 637-638.

- Sajitha K, Shetty K, Hegde P, KishanPrasad H, Padma S, Permi H. Estudo dos padrões histopatológicos do endométrio na hemorragia uterina anormal. CHRISMED Journal of Health and Research. 2014;1(2):76-81

- Salamonsen L, Woolley D. Menstruation: induction by matrix metalloproteinases and inflammatory cells. Journal of Reproductive Immunology. 1999; 44(1-2):1-27.

- Sanderson RD, Bernfield M. Polimorfismo molecular de um proteoglicano de superfície celular: estruturas distintas em epitélios simples e estratificados. Proc. Natl. Acad. Sci. USA1988; 85:9562-9566.

- Sanderson RD, Borset M. Syndecan-1 em doenças malignas linfóides B. Ann Hematol. 2002; 81:125-135.

- Saraswathi D, Thanka J, Shalinee R, Aarthi R, Jaya V, Kumar PV. Estudo da patologia endometrial na hemorragia uterina anormal. Obstet Gynaecol India.2011; 61:424-430.

- Sarwar A, Haque A. Tipos e frequências de patologias nas curas endometriais de hemorragia uterina anormal. Int J Pathol 2005; 3:65-70.

- Sarwat Ara, Roohi M. Hemorragia uterina anormal; diagnóstico histopatológico por dilatação e curetagem convencionais. Professional Med J 2011; 18(4): 587-591.

- Saunders S, Bernfield M. Cell surface proteoglycan binds mouse mammary epithelial cells to fibronectin and behaves as a recetor for interstitial matrix. J Cell Biol. 1988; 106:423-430.

- Sedhai LB, Shrestha A. Hemorragia uterina anormal; sua prevalência, causas e tratamento em chitwan.jcmc. 2012, 1(2):36-38.

- Shah R, Dayal A, Kothari S, Patel S, Dalal B. Histopathological interpretation of endometrium in abnormal uterine bleeding (Interpretação histopatológica do endométrio na hemorragia uterina anormal). Int J Med Sci Saúde Pública. 2014; 3(4):452-456.

- Shankar M, Lee CA, Sabin CA, Economides DL, Kadir RA. Doença de von Willebrand em mulheres com menorragia: uma revisão sistemática. BJOG 2004;111(7):734-740.

- Sher Z. Dilatação e curetagem convencionais; ainda um procedimento útil. J Rawal Med Coll 2003; 19(4):27-30.

- Shwayder J. Pathophysiology of abnormal uterine bleeding (Fisiopatologia da hemorragia uterina anormal). Obstetrics and Gynecology Clinics of North America. 2000; 27(2):219-234.

- Smith M, Hagerty K, Skipper B, Bocklage T. Endometrite crónica: A Combined Histopathologic and Clinical Review of Cases from 2002 to 2007 (Uma revisão clínica e histopatológica combinada de casos de 2002 a 2007). International Journal of Gynecological Pathology. 2009; 29(1):44-50.

- Speroff L, Fritz MA. Menopausa e transição peri-menopáusica. In: Endocrinologia clínica ginecológica e infertilidade. 7ª edição. Jaypee Brothers Med Publishers (P) Ltd. 2005: 621-688.

- Sternchever MA, Drogemuller W, Herbst AL, Mishell,Dr.Comprehensive gynecology.4th ed.. Philadelphia :Mosby,2001:1079-1097.

- Taib Al-Neaimy WM, Ahmed MT, Al-Jawadi SI. Interpretação histopatológica do sangramento uterino anormal após os 40 anos de idade. The Iraqi Postgraduate Med J 2010; 9(3): 274-282.

- Takreem A, Danish N, Razaq S. Incidência de hiperplasia endometrial em 100 casos de polimenorragia/menorragia em mulheres perimenúricas. J Ayub Med Coll Abbottabad 2009;

21(2):60-63.

- Tavassoli F, Norris H. Tumores mesenquimais do útero. VII. Estudo clinicopatológico de 60 nódulos do estroma endometrial. Histopatologia 1981; 5:1-10.

- Trimble C L, Method M, Leitao M. et al. Gestão de pré-cânceres endometriais. Obstet Gynecol.2012; 120:1160-1175.

- Usha GD, Doddamini G.B, Katageri G, Mallapur A. Correlação Clínico-Patológica do Endométrio na Hemorragia Uterina Anormal Sch. J. App. Med. Sci 2014; 2(1A):46- 49.

- Vasudeva K, Thrasher TV, Richart RM. Endometrite crónica: um estudo clínico e de microscopia eletrónica. Am J Obstet Gynecol 1972; 112:749-758.

- Vicetti Miguel RD, Chivukula M, Krishnamurti U, Amortegui AJ, Kant JA, Sweet RL, et al. Limitações dos critérios utilizados para diagnosticar a endometrite histológica na investigação epidemiológica da doença inflamatória pélvica. Pathol Res Pract 2011; 207:680-5.

- Wahda MT, Manal TA e Safwan I. Interpretação histopatológica do sangramento uterino anormal após os 40 anos de idade.

- Weiss G, Maseelall P, Schott LL, Brockwell SE, Schocken M, Johnston JM. A adenomiose é uma variante, não uma doença? Evidências de mulheres histerectomizadas na menopausa no estudo da Saúde da Mulher em toda a Nação (SWAN). Fertil Steril 2009; 91(1):201-206.

- Weitmann HD, Knocke TH, Kucera H, et al. Radioterapia no tratamento do sarcoma do estroma endometrial. Int J Radiat Oncol Biol Phys 2001; 49:739-748.

- Wijdenes J, Voous WC, Clement C, Post J, Morard F, Vita N, et al. Um anticorpo monoclonal seletivo para plasmócitos (B-B4) reconhece o sindecan-1. Br J Haematol 1996; 94:318-323.

- Woolcock JG, Critchley HO, Munro MG, Broder MS, Fraser IS. Revisão da confusão na terminologia e definições actuais e históricas dos distúrbios da hemorragia menstrual. Fertil Steril 2008; 90(6):2269-2280.

- Wren BG; Hemorragia uterina disfuncional. Aust Fam Physician, 1998; 27(5): 371377.

- Yeaman C, Rapraeger AC. Regulação pós-transcricional da expressão de syndecan-1 por cAMP em macrófagos peritoneais. J Cell Biol. 1993; 122:941-950.

- Yousaf NW, Nadeem R, Yousaf AW, Rehman R. Hemorragia uterina disfuncional: um estudo clínico-morfológico retrospetivo ao longo de dois anos. Pak J Obstet Gynaecol 1996; 9(1):27-30.

- Yusuf NW, Nadeem R, Yusuf AW, et al. Hemorragia uterina disfuncional. Um estudo clínico-patológico retrospetivo ao longo de 2 anos. Pak J Obstet Gynaecol. 1996; 9:27-30.

- Zeeba S.J, S. R e S. J. Hemorragia uterina atípica - Auditoria histopatológica do endométrio - um estudo de 638 casos. Al Ameen J Med Sc i 2013; 6(1):21-28.

PROFORMA

NOME: IDADE:

ENDEREÇO: REG./CADS N.º:

CONSULTOR:

APRESENTAR QUEIXAS:

BPV na peri ou pós-menopausa

Períodos menstruais anormais

Dor ou cãibras pélvicas

Desmaios/tonturas

HISTÓRIA MENSTRUAL E OBSTETRICA :(AUB/Nulliparidade/Idade da menarca e mucosa)

HISTÓRICO PESSOAL: (por exemplo, obesidade/fumo/tabaco)

ANTECEDENTES : (Diabetes/Hipertensão)

HISTÓRICO DE TRATAMENTOS :(Cirurgia/Medicina/Tamoxifeno/HRT)

ACOMPANHAR:

DATA DE RECEPÇÃO DO ESPÉCIME:

UTILIZAÇÃO DE CONTRACEPÇÃO: (OCPs/Hormonal IUCDs)

EXAME CLÍNICO:

INVESTIGAÇÕES:

HISTOPATOLOGIA: Coloração H & E:

                : Imunomarcação com sindecan-1:

Data:

FORMULÁRIO DE CONSENTIMENTO DO PACIENTE

NÚMERO DO PROCESSO
Título do Estudo: **PAPEL DO SINDECAN-1(CD-138) COMO BIOMARCADOR DIAGNÓSTICO DE CÉLULAS PLASMA EM PACIENTES COM SANGRAMENTO UTERINO ABNORMAL**
Documentação do consentimento informado

(1) ....leu as informações contidas no presente formulário (ou foram lidas)
para mim). Tive a liberdade de colocar quaisquer questões e estas foram-me respondidas. Tenho mais de 18 anos de idade e, no exercício do meu livre poder de escolha, dou o meu consentimento para ser incluído neste estudo. .

(2)   Li (ou foi-me lido) e compreendi este formulário de consentimento e as informações que me foram fornecidas.
(3)   O documento de consentimento foi-me explicado.
(4)   Foi-me explicada a natureza do estudo.
(5)   Os meus direitos e responsabilidades foram-me explicados pelo investigador.
(6)   Fui informado dos riscos associados à minha participação no estudo.
(7) ...Informei o investigador de todos os tratamentos que estou a tomar ou que tomei nos últimos meses, incluindo quaisquer tratamentos *desi* (alternativos).
(8)   Concordo em cooperar com o investigador e informá-lo-ei imediatamente se tiver sintomas invulgares.
(9)   Não participei em nenhum estudo de investigação no   (s) último   (s) mês   (es).
(10)   Estou ciente do facto de que posso optar por sair do estudo em qualquer altura sem ter de apresentar qualquer motivo e que isso não afectará o meu tratamento futuro no hospital.
(11)   Tenho igualmente conhecimento de que os investigadores podem pôr termo à minha participação no estudo em qualquer altura, por qualquer motivo, sem o meu consentimento.
(12)   Autorizo os investigadores a divulgar as informações obtidas sobre mim em resultado da minha participação neste estudo às autoridades reguladoras, às agências governamentais e ao comité de ética. Compreendo que podem inspecionar os meus registos originais.
(13)   A minha identidade será mantida confidencial se os meus dados forem apresentados publicamente.
(14)   As minhas perguntas foram respondidas de forma satisfatória.
(15)   Decidi participar no estudo de investigação.
Estou ciente de que, se tiver alguma dúvida durante este estudo, devo contactar um dos endereços acima indicados. Ao assinar este consentimento, certifico que as informações fornecidas neste documento me foram claramente explicadas e aparentemente compreendidas por mim.
1 Nome e assinatura / impressão digital do polegar do participante :

_________________ (Nome) _________________ (Endereço) _____________ (Assinatura)
Data: _________ Hora: _________

2 Nome e assinatura da testemunha imparcial (necessário para os pacientes analfabetos):

_________________ (Nome) _________________ (Endereço) _____________ (Assinatura)
Data:_________ Hora: _________

3 Nome e assinatura do Investigador que obtém o consentimento:

Dr. Sadaf Haiyat _______________ (Assinatura)

सूचित सहमति के दस्तावेज

मैं .... , ने इस प्रपत्र में दी जानकारी पढ़ी है (या यह मेरे लिए पढ़ी गई है). मैं किसी भी सवाल पूछने के लिए स्वतंत्र था और वे जवाब दिये गए है . मेरी उम्र 18 साल से अधिक है और अपनी इच्छा से की जांच किये जाने की आज्ञां देता/देती हूँ

(1) मैंने इस सहमति पत्र को पढ़ा है (या यह मेरे लिए पढ़ा गया है) और समझा है .

(2) मुझे सहमति दस्तावेज़ समझाया गया है.

(3) मुझे अध्ययन की प्रकृति के बारे में विस्तार से बताया गया है.

(4) मेरे अधिकारों और जिम्मेदारियों को अन्वेषक द्वारा विस्तार से समझाया गया है .

(5) मुझे अध्ययन में मेरी भागीदारी के साथ जुड़े जोखिम के बारे में सलाह दी गई है.

(6) मेरे द्वारा लिए जा रहे सभी उपचार या अतीत के .... महीने में लिए गए उपचार के बारे में अन्वेषक को सूचित किया है.

(7) मैं अन्वेषक के साथ सहयोग करूँगा और मैं असामान्य लक्षण आने पर तुरंत सूचित करूँगा.

(8) मैंने अतीत..... महीने के भीतर किसी भी शोध अध्ययन में भाग नहीं लिया है.

(9) मैं इस तथ्य से जागरूक हूँ कि कारण दिये बिना किसी भी समय इस अध्ययन से बाहर निकल सकता हूँ और इस अस्पताल में मेरे भविष्य के उपचार को प्रभावित नहीं करेगा .

(10) मैं इस तथ्य से भी जागरूक हूँ कि मेरी इस अध्ययन में भागीदारी जांचकर्ताओं द्वारा समाप्त करी जा सकती है किसी भी समय , किसी भी कारण के लिए , मेरी सहमति के बिना .

(11) मैं जांचकर्ताओं को अनुमति देता हूँ कि इस अध्ययन के द्वारा से प्राप्त जानकारी नियामक अधिकारियों , सरकारी एजेंसियों , और नैतिकता समिति को दे सकते है. मुझे लगता है कि वे मेरे मूल अभिलेखों का निरीक्षण कर सकते है.

(12) मेरी पहचान को गोपनीय रखा जाएगा अगर मेरे डेटा सार्वजनिक रूप से प्रस्तुत होगा.

(13) मुझे अपने सवालों का संतोषजनक जवाब दिया गया है.

(14) मैंने शोध अध्ययन में शामिल होने का फैसला किया है.

मैं जानता हूँ कि इस अध्ययन के दौरान अगर कोई सवाल हो, तो मुझे ऊपर सूचीबद्ध पतों में से एक पर संपर्क करना है. इस सहमति पत्र को हस्ताक्षर करके, मैं संपुष्टि करता हूँ कि इस दस्तावेज़ में दी गई जानकारी को स्पष्ट रूप से मुझे समझाया गया और मुझे समझ में आ गया है.

1. नाम और प्रतिभागी के हस्ताक्षर / अंगूठे का निशान :

__________________ (नाम) _______________ (पता) ____________ (हस्ताक्षर)

दिनांक: _________ समय : ________

2. नाम और निष्पक्ष गवाह (अनपढ़ रोगियों के लिए आवश्यक) के हस्ताक्षर :

__________________ (नाम) _______________ (पता) ____________ (हस्ताक्षर)

दिनांक: _________ समय : _________

3. नाम और सहमति प्राप्त करने के अन्वेषक के हस्ताक्षर :

डॉ. सदफ हयात _____________________(हस्ताक्षर)

दिनांक: _________ समय : ________

S.NO	CADS/REGN. NO.	SLIDE NO.	NAME	AGE	OBSTETRIC HISTORY	CLINICAL PRESENTATION	PELVIC PAIN	VAGINAL DISCHARGE	DYSPAREUNIA	FEVER	CONTRACEPTIVES	HORMONAL THERAPY	P/A	P/V	P/S	HISTOPATHOLOGICAL PATTERN	PLASMA CELLS-H&E	POLYMORPHOUS INFLAMATORY INFILTRATE	STROMAL BREAKDOWN	SPINDLED STROMA	GLAND ARCHITECTURAL IRREGULARITY	STROMAL HAEMORRHAGE	STROMAL EDEMA
1	12820	13-4275	Najma	44	P5+0L5	PM	A	A	A	A	A	A	NAD	Ut NS	N	SH	A	A	A	A	A	A	A
2	31415	13-4325	Guddan	35	P2+0L2	OM	A	A	A	A	A	P	NAD	Ut NS	N	H	A	A	A	A	A	A	A
3	31504	13-4328	Nigar Sultana	28	NP	OM	A	A	A	A	A	A	NAD	Ut NS	N	SP	A	A	A	A	A	A	A
4	32143	13-4400	Tarannum	22	NP	M	A	A	A	A	A	A	NAD	Ut NS	N	PP	A	A	A	A	A	A	A
5	32456	13-4418	Renu Agarwal	50	P1+1L1	PMB	A	A	A	A	A	A	NAD	Ut NS	N	AE	A	A	A	A	A	A	A
6	32164	13-4434	Samar Jahan	37	P6+1L6	PM	A	A	A	A	A	A	NAD	Ut NS	N	LPI	A	A	A	A	A	A	A
7	32681	13-4445	Sarvesh	30	P3+0L3	M	A	A	A	A	A	A	NAD	Ut NS	N	SP	A	A	A	A	A	A	A
8	12803	13-4460	Sushma	48	P4+2L4	M	A	A	A	A	A	A	NAD	Ut NS	N	SH	A	A	A	A	A	A	A
9	32637	13-4479	Ranno Devi	53	P3+0L3	PMB	A	A	A	A	A	A	NAD	Ut NS	N	AE	A	A	A	A	A	A	A
10	13826	13-4480	Nazreen	27	P2+0L2	OM	A	A	A	A	A	A	NAD	Ut NS	N	PP	A	A	A	A	A	A	A
11	32180	13-4501	Gudia	42	P7+4L7	OM	A	A	A	A	A	P	NAD	Ut NS	N	H	A	A	A	A	A	A	A
12	33147	13-4535	Tarawati	47	P5+0L5	PM	A	A	A	A	A	A	NAD	Ut NS	N	LPI	A	A	A	A	A	A	A
13	13788	13-4554	Kumkum	43	P2+1L2	M	A	A	A	A	A	A	NAD	Ut NS	N	SH	A	A	A	A	A	A	A
14	34104	13-4578	Sagheeran	30	P5+0L5	PM	A	A	A	A	A	A	NAD	Ut NS	N	LPI	A	A	A	A	A	A	A
15	33666	13-4583	Rukhsana	45	P4+0L4	M	A	A	A	A	A	A	NAD	Ut NS	N	LPI	A	A	A	A	A	A	A
16	33670	13-4587	Sitara	37	P5+0L5	M	A	A	A	A	A	A	NAD	Ut NS	N	SP	A	A	A	A	A	A	A
17	33681	13-4594	Salma	26	P1+0L0	M	A	P	A	A	A	A	NAD	Ut NS	D/C	CNE	P	P	A	P	A	P	A
18	1247/13	13-4704	Nargis	32	P2+1L1	M	A	A	A	A	A	A	NAD	Ut NS	N	SP	A	A	A	A	A	A	A
19	34015	13-4714	Bhagwati	30	P3+0L3	M	P	A	A	A	A	A	NAD	Ut NS	N	PP	A	A	P	A	A	A	A
20	34318	13-4717	Sunhari	49	P6+0L6	OM	A	A	A	A	A	A	NAD	Ut NS	N	SH	A	A	A	A	A	A	A
21	14625	13-4719	Sarla Devi	51	P5+0L5	PMB	P	A	A	A	A	P	NAD	Ut NS	N	SHP	A	A	A	A	A	A	A
22	34540	13-4722	Urmila	45	P2+0L2	M	A	A	A	A	A	A	NAD	Ut NS	N	PP	A	A	A	A	A	A	A
23	34534	13-4725	Suman	45	P2+0L2	M	A	A	A	A	A	A	NAD	Ut NS	N	CH	A	A	A	A	A	A	A
24	34323	13-4727	Fehmeeda	50	P5+0L5	M	A	A	A	A	A	A	NAD	Ut NS	N	SH	A	A	A	A	A	A	A
25	34838	13-4773	Saeeda	53	P6+0L6	M	A	A	A	A	P	A	NAD	Ut NS	N	CNE	P	A	A	A	A	A	A
26	34928	13-4789	Savita	34	P4+1L4	M	A	A	A	A	A	A	NAD	Ut NS	N	SH	A	A	A	A	A	A	A
27	113645	13-4856	Asiya	33	P3+0L3	MM	A	A	A	A	A	A	NAD	Ut NS	N	SP	A	A	A	A	A	A	A
28	34811	13-4870	Usha Devi	40	P4+1L4	M	A	A	A	A	A	A	NAD	Ut NS	N	SH	A	A	A	A	A	A	A
29	34302	13-4876	Savitri	30	P3+0L3	MT	A	A	A	A	A	A	NAD	Ut NS	N	CH	A	A	A	A	A	A	A
30	35161	13-4886	Bushra	30	P4+0L4	PA	P	A	A	P	A	A	NAD	Ut NS	N	CNE	P	P	P	P	A	A	P
31	35392	13-4926	Qudsia	50	P5+1L5	MT	A	A	A	A	A	A	NAD	Ut NS	N	LPI	A	A	A	A	A	A	A
32	36357	13-4999	Pinki	37	P2+1L2	MM	A	A	A	P	A	A	NAD	Ut NS	N	GE	A	P	A	A	A	A	A
33	35852	13-5018	Rukhsana	36	P2+0L2	PA	P	A	P	A	A	A	NAD	Ut NS	N	CNE	P	A	A	A	A	P	A
34	14394	13-5025	Shehnaaz	40	P4+0L4	OM	A	A	A	A	A	A	NAD	Ut NS	N	EP	A	A	A	A	A	A	A
35	11158	13-5031	Parveen	28	P2+0L2	MT	P	P	P	A	A	A	NAD	Ut NS	N	CAE	P	P	A	A	A	A	A
36	34550	13-5037	Aaskara	50	P6+1L6	MT	P	A	A	A	A	A	NAD	Ut NS	N	EPI	A	A	A	A	A	A	A
37	36251	13-5051	Sunehri	45	P5+0L5	MM	A	A	A	A	A	A	NAD	Ut NS	N	DPE	A	A	A	A	P	A	A
38	36610	14-13	Munni Devi	45	P3+2L3	PM	A	A	A	A	A	A	NAD	Ut NS	N	SH	A	A	A	A	A	A	A
39	15576/13	14-17	Sitara	35	P5+1L5	MT	A	A	A	A	A	A	NAD	Ut NS	CxP	SP	A	A	A	A	A	A	A
40	13825	14-23	Nargis	30	P3+0L3	MM	A	A	A	A	A	P	NAD	Ut NS	N	SHP	A	A	A	A	A	A	A
41	15580	14-25	Parveen	30	P2+0L2	PA	A	A	A	A	A	A	NAD	Ut NS	B	SP	A	A	A	A	A	A	A
42	36387	14-34	Sitara	50	P8+0L8	M	A	A	A	A	A	A	NAD	Ut B	CxH	SH	A	A	A	A	A	A	A
43	2494/13	14-100	Laxmi	42	P3+0L3	M	A	A	A	A	A	A	NAD	Ut NS	N	DPE	P	A	P	A	P	A	A
44	657/14	14-127	Shanno	35	P4+1L4	MM	A	A	P	P	A	A	NAD	Ut NS	N	CNE	P	A	A	P	A	A	A
45	336/14	14-131	Snehlata	48	P5+0L5	MT	A	A	P	A	A	A	NAD	Ut NS	N	DPE	A	A	P	A	P	A	A
46	280/14	14-133	Shahjahan	48	P5+0L5	MM	A	A	A	A	A	A	NAD	Ut NS	N	SAH	A	A	A	A	A	A	A
47	36577	14-138	Anno	35	P4+0L4	M	A	A	A	A	A	A	NAD	Ut NS	N	SP	A	A	A	A	A	A	A
48	835	14-155	Mansi	38	P4+1L4	M	P	P	A	A	A	A	NAD	Ut NS	N	CNE	P	A	P	A	A	P	A
49	1298	14-227	Shahida	40	P3+0L3	MM	A	A	A	A	A	A	NAD	Ut NS	N	EP	A	A	A	A	A	A	A
50	308/14	14-339	Kastoori	50	P5+1L5	M	A	A	A	A	A	A	NAD	Ut NS	CxH	SH	A	A	A	A	A	A	A
51	2053/14	14-340	Meena	25	P1+0L1	M	A	A	A	A	A	A	NAD	Ut NS	N	LPI	A	A	A	A	A	A	A
52	2653	14-154	Noor Bi	37	P6+0L6	MT	A	A	A	A	A	A	NAD	Ut NS	N	CH	A	A	A	A	A	A	A
53	2748	14-460	Amreen	23	P3+1L3	MT	A	A	A	A	A	A	NAD	Ut NS	N	PP	A	A	A	A	A	A	A
54	3441	14-465	Kusum	15	NP	M	A	A	A	A	A	A	NAD	Ut NS	N	PP	A	A	A	A	A	A	A
55	2888	14-477	Ishrat	48	NP	MT	A	A	A	A	A	A	NAD	Ut NS	N	EC	A	A	A	A	A	A	A
56	3021	14-499	Surendra Devi	36	P4+0L4	MT	A	A	A	A	A	A	NAD	Ut NS	N	SH	A	A	A	A	A	A	A
57	3039	14-506	Razia	35	P5+0L5	MT	A	P	A	A	A	A	NAD	Ut NS	N	DPE	P	A	P	A	P	A	A
58	3130	14-521	Fauzia	24	P2+0L2	OM	A	A	A	A	A	A	NAD	Ut NS	N	DPE	P	A	P	A	P	A	A
59	3139	14-559	Ganesh	40	P5+1L5	M	A	A	A	A	A	A	NAD	Ut NS	N	SH	A	A	A	A	A	A	A
60	3325	14-563	Munni	22	P1+0L1	M	A	A	A	A	A	A	NAD	Ut NS	N	PP	A	A	A	A	A	A	A
61	3399	14-566	Shakuntala	50	P7+0L7	OM	A	P	A	A	P	A	NAD	Ut NS	N	CNE	P	A	A	A	P	A	A
62	3602	14-592	Khursheed	40	P5+0L5	M	A	A	A	A	A	A	NAD	Ut NS	N	SH	A	A	A	A	A	A	A
63	1644	14-605	Rina	43	P6+1L6	M	A	A	A	A	A	A	NAD	Ut NS	N	SH	A	A	A	A	A	A	A
64	3780	14-617	Shama	46	P6+0L6	MT	A	A	A	A	A	A	NAD	Ut NS	N	SH	A	A	A	A	A	A	A
65	14569	14-621	Imrana	25	P2+0L2	MM	A	A	A	A	A	A	NAD	Ut NS	N	PP	A	A	P	A	A	A	A
66	1992/14	14-636	Sitara	38	P5+0L5	M	A	A	A	A	A	A	NAD	Ut NS	N	PP	A	A	A	A	A	A	A
67	3859	14-638	Neetu	26	P2+0L2	M	A	A	A	A	A	A	NAD	Ut NS	N	SP	A	A	A	A	A	A	A
68	1661	14-686	Sunita	36	P5+0L5	M	A	A	A	A	A	A	NAD	Ut NS	N	SP	A	A	A	A	A	A	A
69	4297	14-688	Snehlata	27	P2+1L2	M	A	A	A	A	A	A	NAD	Ut NS	N	PP	A	A	A	A	A	A	A
70	897	14-695	Rekha	26	P2+0L2	OM	A	A	A	A	A	A	NAD	Ut NS	N	PP	A	A	P	A	A	A	A
71	4427	14-700	Sonidevi	20	P1+0L1	PA	A	A	A	A	A	A	NAD	Ut NS	N	SP	A	A	A	A	A	A	A
72	4742	14-748	Rizwana	25	P2+0L2	OM	A	A	A	A	A	A	NAD	Ut NS	N	LPI	A	A	A	A	A	A	A
73	2416	14-760	Harpyari	61	P5+0L5	PMB	A	P	A	A	A	A	NAD	Ut A	D/C	CAH	A	A	A	A	A	A	A
74	1931	14-774	Seema	40	P6+2L6	OM	A	A	A	A	A	A	NAD	Ut NS	N	PP	A	A	P	A	A	A	A
75	4902	14-775	Krishna Gupta	48	P5+1L5	MT	A	A	A	A	A	A	NAD	Ut B	N	SH	A	A	A	A	A	A	A
76	4565	14-791	Qamar Jahan	43	P4+0L4	M	A	A	A	A	A	A	NAD	Ut NS	N	EPI	A	A	A	A	A	A	A
77	5053	14-795	Zeenat	28	P3+0L3	M	P	P	A	A	A	A	NAD	Ut NS	D/C	CAE	A	P	A	A	A	A	A
78	2495/14	14-805	Santoshi	30	P4+0L4	MM	A	A	A	A	A	A	NAD	Ut NS	N	LPI	A	A	A	A	A	A	A
79	5169	14-813	Renu	44	P5+2L5	M	A	A	P	A	A	A	NAD	Ut NS	N	GE	A	P	A	A	A	A	A
80	5199	14-824	Fatima	28	P3+0L3	OM	A	A	A	A	A	A	NAD	Ut NS	N	SH	A	A	A	A	A	A	A
81	5833	14-887	Kashmeera	35	P4+1L4	M	A	A	P	A	A	A	NAD	Ut NS	N	CNE	P	A	A	P	A	A	A
82	6403	14-995	Chandni	57	P7+0L2	PMB	A	A	A	A	A	A	NAD	Ut NS	N	SH	A	A	A	A	A	A	A
83	6695	14-1040	Saira	45	P3+0L3	M	A	A	A	A	A	A	NAD	Ut NS	P	EPI	A	A	A	A	A	A	A

84	1900/14	14-1065	Sadhna	30	P3+1L3	OM	A	A	A	A	A	A	NAD	Ut NS	N	PP	A	A	A	A	A	A	A	NA
85	6900	14-1067	Sudha	39	P5+0L5	OM	P	A	A	A	A	A	NAD	Ut B	BL	DPE	P	A	P	A	P	A	A	G2
86	8666	14-1069	Mehrun Nisa	25	P2+0L2	MT	A	A	A	A	A	A	NAD	Ut NS	N	SP	A	A	A	A	A	A	A	NA
87	7000	14-1074	Maria	29	NP	MT	A	A	A	A	A	A	NAD	Ut NS	N	DPE	P	A	P	A	P	A	A	G2
88	1578	14-1125	Hazra	35	P4+0L4	M	A	A	A	A	A	A	NAD	Ut NS	N	SHP	A	A	A	A	A	A	A	A
89	5070	14-1167	Parveen	45	P3+2L3	MT	A	A	A	A	A	A	NAD	Ut NS	N	PP	A	A	A	A	A	A	A	NA
90	2649/14	14-1171	Rajwati	48	P5+0L5	MT	A	A	A	A	A	A	NAD	Ut NS	N	EPI	A	A	A	A	A	A	A	A
91	8188	14-1224	Nargis	26	P1+0L1	OM	P	P	A	A	A	A	NAD	Ut NS	CxE	CNE	P	P	P	A	P	A	A	G3
92	1493	14-1398	Nazish	48	P5+1L5	OM	A	A	A	P	P	A	NAD	Ut NS	N	CNE	P	P	A	A	A	P	P	G2
93	9828	14-1498	Seema	23	P2+0L2	OM	P	A	A	A	A	A	NAD	Ut NS	N	CNE	P	P	A	A	P	A	A	G3
94	10428	14-1610	Razia	20	P1+0L1	OM	A	A	A	A	A	A	NAD	Ut NS	N	PP	A	A	A	A	A	A	A	NA
95	10497	14-1613	Seema	24	P1+1L1	PM	A	A	A	A	A	A	NAD	Ut NS	N	SP	A	A	A	A	A	A	A	NA
96	4952	14-1619	Waheeda	40	P5+0L5	M	A	A	A	A	A	A	NAD	Ut NS	N	CH	A	A	A	A	A	A	A	NA
97	97546	14-1635	Kherun Nisa	40	P4+0L4	PA	A	A	A	A	A	P	NAD	Ut NS	N	H	A	A	A	A	A	A	A	NA
98	10392	14-1649	BrijLata Singh	46	P5+0L5	OM	A	A	A	A	A	A	NAD	Ut NS	N	SH	A	A	A	A	A	A	A	NA
99	10830	14-1662	Yasmeen	58	P6+1L6	PA	A	A	A	A	A	A	NAD	Ut NS	N	EP	A	A	A	A	A	A	A	NA
100	10874	14-1679	Farzana	42	P5+0L5	M	P	A	P	A	A	A	NAD	Ut NS	N	CAE	P	P	A	A	A	A	A	G2
101	10838	14-1699	Ishrat	60	P7+1L7	MT	A	A	A	A	A	A	NAD	Ut NS	N	AE	A	A	A	A	A	A	A	NA
102	5104/14	14-1768	Farhat Khan	52	P4+0L4	PMB	A	A	A	A	A	A	NAD	Ut NS	N	CAH	A	A	A	A	A	A	A	NA
103	11138/14	14-1777	Razia	51	P5+0L5	PMB	A	A	A	A	A	A	NAD	Ut NS	N	CH	A	A	A	A	A	A	A	NA
104	11230	14-1780	Afroz	25	P2+0L2	OM	A	A	A	A	A	A	NAD	Ut NS	N	PP	A	A	A	A	A	A	A	NA
105	11322	14-1804	Zeenat	27	P3+0L3	PM	A	A	A	A	A	A	NAD	Ut NS	N	PP	A	A	A	A	A	A	A	NA
106	11421	14-1812	Rubeena	52	P5+0L5	PMB	P	A	A	A	A	A	NAD	Ut NS	N	EPI	A	A	A	A	A	A	A	G1
107	460/14	14-1830	Imrana	23	NP	M	A	A	A	A	A	A	NAD	Ut NS	N	PP	A	A	P	A	A	A	A	G3
108	11227	14-1836	Nasreen	43	P5+0L5	M	A	A	A	A	A	P	NAD	Ut NS	N	SHP	A	A	A	A	A	A	A	G1
109	6520	14-2590	Maheshwari	42	P6+0L6	M	A	A	A	A	A	A	NAD	Ut NS	N	SHP	A	A	A	A	A	A	A	A
110	169811	14-2645	Radha	40	NP	M	A	A	A	A	A	A	NAD	Ut NS	N	PP	A	A	P	A	A	A	A	G1
111	19546	14-2663	Tahira	30	P3+1L3	M	A	A	A	A	A	A	NAD	Ut NS	N	LPI	A	A	A	A	A	A	A	NA
112	3596/14	14-2664	Madhubala	28	P3+0L3	MT	A	A	A	A	A	A	NAD	Ut NS	N	I	A	A	A	A	A	A	A	NA
113	82490	14-2684	Asifa	27	P4+0L4	M	A	A	A	A	A	A	NAD	Ut NS	N	PP	A	A	P	A	A	A	A	G2
114	17829	14-2708	Khushboo	38	P3+0L3	M	A	A	A	A	A	A	NAD	Ut NS	N	PP	A	A	A	A	A	A	A	NA
115	15372	14-5033	Rajbala	45	P5+2L5	MT	A	A	A	A	A	A	NAD	Ut NS	N	LPI	A	A	A	A	A	A	A	NA
116	34521	14-5039	Afra	50	P5+0L5	M	A	A	A	A	A	A	NAD	Ut NS	N	CHE	P	A	A	A	A	A	A	A
117	34706	14-5079	Iram	36	P5+1L5	M	A	A	A	A	A	A	NAD	Ut NS	N	SP	A	A	A	A	A	A	A	NA
118	31132	14-4583	Gulshan	35	P1+0L1	MT	A	A	A	A	A	A	NAD	Ut NS	N	PP	A	A	A	A	A	A	A	NA
119	14063	14-4922	Manju	33	P4+0L4	MT	P	A	A	A	A	A	NAD	Ut NS	N	CNE	P	A	A	P	A	P	A	G3
120	11546	14-4956	Afsana	44	P4+2L4	M	A	A	A	A	A	A	NAD	Ut NS	N	SP	A	A	A	A	A	A	A	NA
121	17898	14-2718	Nazreen	24	NP	M	A	A	A	A	A	A	NAD	Ut NS	N	PP	A	A	A	A	A	A	A	NA
122	17899	14-2719	Pinki	25	P1+0L1	MT	P	A	A	A	A	A	NAD	Ut NS	N	PP	A	A	P	A	A	A	A	A
123	17930	14-2728	Saba	43	P5+3L5	MM	A	A	A	A	A	A	NAD	Ut NS	N	SH	A	A	A	A	A	A	A	NA
124	17851	14-2738	Vimlesh	35	P1+0L1	PA	A	A	A	A	A	A	NAD	Ut NS	N	PP	A	A	A	A	A	A	A	NA
125	17784	14-2755	Shahana	45	P5+0L5	MT	A	A	A	A	A	A	NAD	Ut NS	N	PP	A	A	A	A	A	A	A	NA
126	18321	14-2770	Ayesha	40	NP	MT	A	A	A	A	A	A	NAD	Ut NS	N	SH	A	A	A	A	A	A	A	NA
127	18560	14-2798	Nasreen	22	P2+0L2	OM	A	P	A	A	A	A	NAD	Ut NS	N	PP	A	A	P	A	A	A	A	G1
128	8096	14-2802	Shama	38	P3+2L3	MT	A	A	A	A	A	A	NAD	Ut NS	N	PP	A	A	P	A	A	A	A	G3
129	8103	14-2831	Najma	31	P4+0L4	MT	A	A	A	A	A	A	NAD	Ut NS	N	PP	A	A	A	A	A	A	A	NA
130	1903	14-2852	Ameer Bano	53	NP	PMB	A	A	A	A	A	A	NAD	Ut NS	N	EC	A	A	A	A	A	A	A	NA
131	13132	14-2886	Rekha	36	P4+2L4	MT	A	A	A	A	A	A	NAD	Ut NS	N	EP	A	A	A	A	A	A	A	NA
132	2787	14-2889	Uzma	26	P2+0L2	MT	A	A	A	A	A	A	NAD	Ut NS	N	PP	A	A	A	A	A	A	A	NA
133	19327	14-2917	Shalu	25	P2+1L2	MT	A	A	A	A	A	A	NAD	Ut NS	N	PP	A	A	P	A	A	A	A	G2
134	20048	14-3003	Umar Fatima	48	P6+2L6	MT	A	A	A	A	A	A	NAD	Ut NS	N	PP	A	A	A	A	A	A	A	NA
135	20324	14-3027	Farah	39	P5+0L5	M	A	A	A	A	A	A	NAD	Ut NS	N	SH	A	A	A	A	A	A	A	NA
136	20466	14-3045	Zeenat	50	P3+0L3	MT	A	A	A	A	A	A	NAD	Ut NS	N	SH	A	A	A	A	A	A	A	NA
137	20469	14-3053	Alka	30	P4+2L2	OM	A	A	A	A	A	A	NAD	Ut NS	N	SP	A	A	A	A	A	A	A	NA
138	20498	14-3060	Kunti	55	P5+1L5	PMB	A	A	A	A	A	A	NAD	Ut NS	N	PEB	A	A	A	A	A	A	A	NA
139	8449	14-3274	Sameera	45	P5+0L5	MT	A	A	A	A	A	A	NAD	Ut NS	N	PP	A	A	P	A	A	A	A	G1
140	22100	14-3350	Durgesh	55	P5+2L5	PMB	A	A	A	A	A	P	NAD	Ut NS	N	SH	A	A	A	A	A	A	A	NA
141	22220	14-3357	Anita	40	P4+1L4	M	A	A	A	A	A	A	NAD	Ut NS	N	PP	A	A	A	A	A	A	A	NA
142	22189	14-3371	Asmal	55	P6+0L6	PMB	A	A	A	A	A	A	NAD	Ut NS	N	AE	A	A	A	A	A	A	A	NA
143	22590	14-3417	Keladevi	35	NP	M	A	A	A	A	A	A	NAD	Ut NS	N	LPI	A	A	A	A	A	A	A	NA
144	7827	14-3446	Brijbala	51	P5+0L5	M	A	A	A	A	A	A	NAD	Ut NS	N	CAH	A	A	A	A	A	A	A	NA
145	2162	14-3462	Shireen	45	P5+1L5	MT	A	A	A	A	A	A	NAD	Ut NS	N	CH	A	A	A	A	A	A	A	NA
146	23102	14-3506	Naila	30	P2+1L2	OM	A	A	A	A	A	A	NAD	Ut NS	N	PP	A	A	A	A	A	A	A	NA
147	23101	14-3505	Anjum	36	P3+0L3	M	A	A	A	A	A	A	NAD	Ut NS	N	PP	A	A	A	A	A	A	A	NA
148	23019	14-3508	Shahida	45	P5+0L5	MM	A	A	A	A	A	A	NAD	Ut NS	N	SH	A	A	A	A	A	A	A	NA
149	22985	14-3513	Shahnaaz	40	P4+0L4	M	A	A	A	A	A	P	NAD	Ut NS	N	SHP	A	A	P	A	A	A	A	G2
150	2309	14-3534	Rekha	20	P1+0L1	PA	A	A	A	A	A	A	NAD	Ut NS	N	PP	A	A	A	A	A	A	A	NA
151	228091	14-3553	Parveen	35	P5+0L5	PA	A	A	A	A	A	P	NAD	Ut NS	N	SHP	A	A	A	A	A	A	A	A
152	23437	14-3569	RajeshDevi	44	P4+3L3	MT	A	A	A	A	A	A	NAD	Ut NS	N	SP	A	A	A	A	A	A	A	NA
153	23302	14-3570	Gulshan	40	P4+1L4	M	A	P	A	A	P	A	NAD	Ut NS	N	CNE	P	P	A	A	P	A	A	G3
154	23165	14-3580	Manju	32	P2+0L2	M	A	A	A	A	A	A	NAD	Ut NS	N	SH	A	A	A	A	A	A	A	NA
155	23272	14-3636	Zaibunisa	38	P3+0L3	M	A	A	A	A	A	A	NAD	Ut NS	N	SH	A	A	A	A	A	A	A	NA
156	23938	14-3649	Mithlesh	40	P5+0L5	M	A	A	A	A	A	A	NAD	Ut NS	N	PP	A	A	A	A	A	A	A	NA
157	24054	14-3667	Renu	28	P3+1L3	PM	A	A	A	A	A	A	NAD	Ut NS	N	PP	A	A	A	A	A	A	A	NA
158	24107	14-3691	Aarti	26	P2+0L2	PA	A	A	A	A	A	A	NAD	Ut NS	N	PP	A	A	A	A	A	A	A	NA
159	23926	14-3699	Shahana	41	P5+0L5	MT	A	A	A	A	A	A	NAD	Ut NS	N	CH	A	A	A	A	A	A	A	NA
160	25480	14-3731	Vineeta	42	P4+0L4	MT	A	A	A	A	A	A	NAD	Ut NS	N	CH	A	A	A	A	A	A	A	NA
161	25517	14-3755	Shahnaaz	35	P5+0L5	M	P	A	A	A	A	A	NAD	Ut NS	N	DPE	P	A	P	A	P	A	A	G2
162	24042	14-3764	Farzana	43	P5+2L5	M	A	A	A	A	A	A	NAD	Ut NS	N	DPE	A	A	A	A	A	A	A	NA
163	8042/14	14-4136	Reena	35	P3+0L3	PM	A	A	A	A	A	A	NAD	Ut NS	N	CH	A	A	A	A	A	A	A	NA
164	33508	14-4879	Rasmeet Kaur	33	P4+0L4	OM	A	A	A	A	A	A	NAD	Ut NS	N	PP	A	A	A	A	A	A	A	NA
165	31646	14-4888	Rajkumari	30	P3+1L3	MT	A	A	A	A	A	A	NAD	Ut NS	N	PP	A	A	P	A	A	A	A	A
166	14063	14-4922	Manju	34	P4+0L4	M	A	A	A	A	A	A	NAD	Ut NS	N	CH	A	A	A	A	A	A	A	NA
167	33650	14-4935	Anju	32	NP	OM	A	A	A	A	A	A	NAD	Ut NS	N	PP	A	A	A	A	A	A	A	NA
168	33980	14-4962	Prabha	42	P5+0L5	M	A	A	A	A	A	A	NAD	Ut NS	N	I	A	A	A	A	A	A	A	NA
169	34033	14-4980	Seema	40	P4+0L4	PA	A	A	A	A	A	A	NAD	Ut NS	N	PP	A	A	A	A	A	A	A	NA
170	12010	14-4257	Razia	48	P3+2L3	M	A	A	A	A	A	A	NAD	Ut NS	N	PP	A	A	A	A	A	A	A	NA
171	29183	14-4364	Santosh	50	P5+0L5	M	A	A	A	A	A	A	NAD	Ut NS	N	SH	A	A	A	A	A	A	A	NA
172	8451/14	14-4415	Shahana	45	P5+2L5	M	A	A	A	A	A	A	NAD	Ut NS	N	LPI	A	A	A	A	A	A	A	NA
173	13688	14-4437	Amir-us-Shana	40	P3+0L3	M	A	A	A	A	A	P	NAD	Ut B	N	SHP	A	A	A	A	A	A	A	G1
174	30243	14-4441	Mamta	46	P2+0L2	PA	P	A	P	A	P	A	NAD	Ut B	N	DPE	P	A	P	A	P	A	A	NA
175	295991	14-4452	Madhu	42	P4+0L4	M	A	A	A	A	A	A	NAD	Ut NS	N	PP	A	A	A	A	A	A	A	NA
176	30260	14-4497	Shanno	35	P5+0L5	M	A	A	A	A	A	A	NAD	Ut B	N	PP	A	A	A	A	A	A	A	NA
177	13327/14	14-4499	Rabia	70	P6+3L6	PMB	A	A	A	A	A	P	NAD	Ut NS	N	CH	A	A	A	A	A	A	A	NA
178	31132	14-4583	Gulshan	55	P4+0L4	MT	A	A	A	A	A	P	NAD	Ut NS	N	H	A	A	A	A	A	A	A	NA
179	30985/14	14-4532	Amna	45	P5+1L5	M	A	A	A	A	A	A	NAD	Ut NS	N	SH	A	A	A	A	A	A	A	NA
180	37169/14	14-5548	Yogvawati	35	P5+2L5	M	A	A	A	A	A	A	NAD	Ut NS	BL	CH	A	A	A	A	A	A	A	NA
181	34521	14-5039	Afra Farooqui	50	P4+0L4	MT	A	A	A	A	A	A	NAD	Ut NS	N	SH	A	A	A	A	A	A	A	NA

S.No	Reg.No	Lab.No	Name	Age	Parity	Complaint										Diagnosis							
182	34676	14-5074	Parveen	44	P3+0L3	M	A	A	A	A	A	A	NAD	Ut NS	N	SP	A	A	A	A	A	A	A
183	39706	14-5079	Iram	20	P2+0L2	M	A	A	A	A	A	A	NAD	Ut NS	N	PP	A	A	A	A	A	A	A
184	C-1004/14	14-4651	Naseem	53	P5+1L5	PMB	A	A	A	A	A	A	NAD	Ut NS	N	AE	A	A	A	A	A	A	A
185	15289	14-5315	Shahida	32	P3+0L3	OM	A	A	P	P	A	A	NAD	Ut NS	N	CHE	P	P	A	A	A	A	A
186	36116	14-5322	Zeba	44	NP	M	A	A	A	A	A	A	NAD	Ut NS	N	CH	A	A	A	A	A	A	A
187	36028	14-5342	Saira	48	P4+1L4	M	A	A	A	A	A	A	NAD	Ut NS	N	EPI	A	A	A	A	A	A	A
188	36025	14-5397	Kahkashan	34	P1+0L1	OM	A	A	A	A	A	A	NAD	Ut NS	N	CH	A	A	A	A	A	A	A
189	15520	14-5399	Nafeesa	56	P4+0L4	PMB	A	A	A	A	A	A	NAD	Ut NS	N	EC	A	A	A	A	A	A	A
190	38864	14-4023	Meera Devi	69	P5+2L5	PMB	A	A	A	A	A	A	NAD	Ut B	Cysto	CAH	A	A	A	A	A	A	A
191	16484	15-34	Nazma	40	P3+0L3	OM	A	A	A	A	A	A	NAD	Ut NS	N	PP	A	A	A	A	A	A	A
192	435/14	15-62	Saeeda	50	P5+0L5	PA	A	A	A	A	A	A	NAD	Ut NS	N	SH	A	A	A	A	A	A	A
193	16550/14	15-196	Poonam	42	P5+0L5	PA	A	A	A	A	A	A	NAD	Ut NS	N	CH	A	A	A	A	A	A	A
194	4168	15-664	Kausar	54	P6+1L6	PMB	P	A	A	A	A	A	NAD	Ut NS	N	CHE	P	A	A	A	A	A	A
195	4420	15-718	Razia	50	P5+0L5	PA	A	A	A	A	A	A	NAD	Ut NS	N	SAH	A	A	A	A	A	A	A
196	2065	15-721	Shabana	45	P4+0L4	PA	A	A	A	A	A	P	NAD	Ut NS	N	H	A	A	A	A	A	A	A
197	4144	15-727	Nazma	65	P5+0L5	PMB	A	A	A	A	A	A	NAD	Ut NS	N	EC	A	A	A	A	A	A	A
198	15095	15--09	Noor Bano	25	P1+0L1	OM	A	A	A	A	A	A	NAD	Ut NS	N	PP	A	A	A	A	A	A	A
199	625/15	15-96	Jameela	50	P3+0L3	PA	P	A	A	A	A	A	NAD	Ut NS	N	CNE	P	A	P	A	A	A	P
200	364	15-119	Sunehri	45	P4+1L4	PA	A	A	A	A	A	A	NAD	Ut NS	N	SH	A	A	A	A	A	A	A
201	1884	15-335	Shazia	40	P5+0L5	M	A	A	A	A	A	A	NAD	Ut NS	N	SP	A	A	A	A	A	A	A
202	5153	15-834	Azra	43	P3+1L3	PA	P	A	A	A	A	A	NAD	Ut NS	N	CHE	P	P	A	A	A	A	A
203	5163	15-846	Samreen	44	P5+0L5	PA	A	A	A	A	A	A	NAD	Ut NS	N	CH	A	A	A	A	A	A	A
204	2214	15-847	Afroz	40	P4+0L4	M	A	A	A	A	A	A	NAD	Ut NS	N	PP	A	A	A	A	A	A	A
205	4966	15-872	Kuntesh	35	NP	M	A	A	A	A	A	A	NAD	Ut NS	N	H	A	A	A	A	A	A	A
206	4247	15-721	Shabana	45	P5+0L5	M	A	A	A	A	A	A	NAD	Ut NS	N	PP	A	A	A	A	A	A	A
207	5574	15-901	Neeraj Devi	33	P2+0L2	M	A	A	A	A	A	A	NAD	Ut NS	N	PP	A	A	P	A	A	A	A
208	55114	15-922	Jameela	28	P3+0L3	PA	A	A	A	A	A	A	NAD	Ut NS	N	SH	A	A	A	A	A	A	A
209	2658	15-948	Zahida	40	P4+0L4	M	A	A	A	A	A	A	NAD	Ut NS	N	SH	A	A	A	A	A	A	A
210	124	15-1015	Tabassum	43	P5+0L5	M	A	A	A	A	A	A	NAD	Ut NS	N	SH	A	A	A	A	A	A	A
211	5620	15-1031	Shagufta	41	P5+0L5	M	A	A	A	A	A	A	NAD	Ut NS	N	PP	A	A	A	A	A	A	A
212	5628	15-1147	Sheela Devi	35	P3+1L3	M	A	A	A	A	A	A	NAD	Ut NS	N	SP	A	A	A	A	A	A	A
213	7230	15-1245	Seher Bano	41	P2+0L2	M	A	A	A	A	A	A	NAD	Ut NS	N	PP	A	A	A	A	A	A	A
214	6616	15-1253	Tarawati	35	P4+0L4	M	A	A	A	A	A	A	NAD	Ut NS	N	CH	A	A	A	A	A	A	A
215	8919	15-1247	Kahkashan	40	P5+1L5	M	A	A	A	A	A	A	NAD	Ut NS	N	LPI	A	A	A	A	A	A	A
216	6965	15-1166	Rafat	51	P6+0L6	PMB	A	A	A	A	A	A	NAD	Ut NS	N	SH	A	A	A	A	A	A	A
217	6816	15-1180	Mangalwati	45	P5+0L5	M	A	A	A	A	A	A	NAD	Ut NS	N	CH	A	A	A	A	A	A	A
218	7194	15-1189	Pravesh Devi	40	P4+0L4	M	A	A	A	A	A	A	NAD	Ut NS	N	I	A	A	A	A	A	A	A
219	3315	15-1322	Mehjabeen	45	P5+1L5	M	A	A	A	A	A	A	NAD	Ut NS	N	PP	A	A	A	A	A	A	A
220	9177	15-1359	Omwati	54	P5+0L5	PM	A	A	A	A	A	A	NAD	Ut NS	N	EPI	A	A	A	A	A	A	A
221	9144	15-1356	Santosh	50	P4+0L4	M	A	A	A	A	A	A	NAD	Ut NS	N	SH	A	A	A	A	A	A	A
222	9183	15-1357	Nikhat	40	P5+0L5	M	A	A	A	A	A	A	NAD	Ut NS	N	SH	A	A	A	A	A	A	A
223	9188	15-1371	Hina	23	P3+0L3	PA	A	A	A	A	A	A	NAD	Ut NS	N	PP	A	A	P	A	A	A	A
224	9161	15-1398	Noor Bano	50	P6+0L6	M	A	P	A	A	P	A	NAD	Ut NS	N	CAE	A	P	A	A	A	A	A
225	3376/15	15-1364	Zeenat	48	P3+0L3	M	A	A	A	A	A	A	NAD	Ut NS	N	SH	A	A	A	A	A	A	A
226	10782	15-1651	Bhoori	42	P5+0L5	M	A	A	A	A	A	A	NAD	Ut NS	N	SP	A	A	A	A	A	A	A
227	13792	15-2172	Anuradha	28	NP	MT	A	A	A	A	A	A	NAD	Ut NS	N	PP	A	A	A	A	A	A	A
228	3834/15	15-2181	Aneesa	46	P2+1L2	M	A	A	A	A	A	A	NAD	Ut NS	N	EP	A	A	A	A	A	A	A
229	4652/15	15-2277	Nazra	32	P5+0L5	M	A	A	A	A	A	A	NAD	Ut NS	N	PP	A	A	A	A	A	A	A
230	12702	15-2204	Yashoda	50	P4+0L4	M	A	A	A	A	A	A	NAD	Ut NS	N	SH	A	A	A	A	A	A	A
231	13964	15-2228	Shabana	40	P2+0L2	M	A	A	A	A	A	A	NAD	Ut NS	N	SH	A	A	A	A	A	A	A
232	1496	15-2754	Shaista	48	P5+0L5	M	A	A	A	A	A	A	NAD	Ut NS	N	SH	A	A	A	A	A	A	A
233	15294	15-2429	Firdous	42	P4+0L4	M	A	A	A	A	A	A	NAD	Ut NS	N	CH	A	A	A	A	A	A	A
234	15616	15-2483	Nirmala	50	P4+0L4	M	A	A	P	P	P	A	NAD	Ut NS	N	CNE	P	P	A	A	P	A	A
235	15441	15-2487	Shahana	45	P3+0L3	M	A	A	A	A	A	A	NAD	Ut NS	N	SP	A	A	A	A	A	A	A
236	12912	15-2923	Pooja	38	P5+2L5	MT	A	A	A	A	A	A	NAD	Ut NS	N	PP	A	A	P	A	A	A	A
237	17619	15-2992	Shaista	35	P4+0L4	MT	A	A	A	A	A	A	NAD	Ut NS	N	PP	A	A	A	A	A	A	A
238	187681	15-3029	Sameena	45	P5+0L5	M	A	A	A	A	A	A	NAD	Ut NS	N	SH	A	A	A	A	A	A	A
239	19526	15-3172	Rekha	54	P5+0L5	PMB	A	A	A	A	A	A	NAD	Ut NS	N	DPE	A	A	P	A	P	A	A
240	19685	15-3214	Tabassum	33	P3+0L3	MT	A	A	A	A	A	A	NAD	Ut NS	N	PP	A	A	A	A	A	A	A
241	19220	15-3315	Jameela	50	P4+0L4	M	A	A	A	A	A	A	NAD	Ut NS	N	CH	A	A	A	A	A	A	A
242	21175	15-3506	Razia	31	P3+0L3	MT	A	A	A	A	A	A	NAD	Ut NS	N	PP	A	A	A	A	A	A	A
243	19794	15-3569	Shabana	57	P4+1L4	MT	A	A	A	A	A	A	NAD	Ut NS	N	CH	A	A	A	A	A	A	A
244	21609	15-3598	Zainab	43	P5+L50	M	A	A	A	A	A	A	NAD	Ut NS	N	SH	A	A	A	A	A	A	A
245	8962/15	15-3618	Jasveer	30	P4+0L4	OM	A	A	A	A	A	A	NAD	Ut NS	N	PP	A	A	A	A	A	A	A
246	21632	15-3619	Farzana	35	NP	M	A	A	A	A	A	A	NAD	Ut NS	N	PP	A	A	A	A	A	A	A
247	21693	15-3634	Gudddi	44	P5+1L5	M	A	A	A	A	A	A	NAD	Ut NS	N	SP	A	A	A	A	A	A	A
248	21789	15-3642	Bhoori Devi	50	P4+0L4	M	A	A	A	A	A	A	NAD	Ut NS	N	CHE	P	P	A	A	A	A	A
249	21750	15-3664	Somwati	23	P1+0L1	OM	A	A	A	A	A	A	NAD	Ut NS	N	PP	A	A	A	A	A	A	A
250	23142	15-3700	Priya	40	P4+1L4	M	A	A	A	A	A	A	NAD	Ut NS	N	SH	A	A	A	A	A	A	A
251	22278	15-3702	Shahnaz	25	P3+0L3	PA	A	A	A	A	A	A	NAD	Ut NS	N	PP	A	A	A	A	A	A	A
252	7775/15	15-3746	Urmila	51	P5+0L5	PA	A	A	A	A	A	P	NAD	Ut NS	N	SH	A	A	A	A	A	A	A
253	9435/15	15-3749	Rama	35	P5+0L5	M	A	A	A	A	A	A	NAD	Ut NS	N	SP	A	A	A	A	A	A	A
254	22115	15-3750	Rumana	35	P4+0L4	M	A	A	A	A	A	A	NAD	Ut NS	N	PP	A	A	A	A	A	A	A
255	22559	15-3765	Shabnam	24	P2+0L2	MT	A	A	A	A	A	A	NAD	Ut NS	N	PP	A	A	P	A	A	A	A
256	22613	15-3784	Kalpana	47	P3+0L3	M	A	A	A	A	A	A	NAD	Ut NS	N	PP	A	A	A	A	A	A	A
257	23201	15-3867	Mehrun Nisa28	28	P4+0L4	OM	A	A	A	A	A	A	NAD	Ut NS	N	PP	A	A	P	A	A	A	A
258	23179	15-3874	Rani	42	NP	MT	A	A	A	A	A	A	NAD	Ut NS	N	PP	A	A	A	A	A	A	A
259	23075	15-3903	Tarang	23	P2+1L2	OM	A	A	A	A	A	A	NAD	Ut NS	N	PP	A	A	A	A	A	A	A
260	23339	15-3922	Shabnam	45	P5+0L5	MT	A	A	A	A	A	A	NAD	Ut NS	N	SH	A	A	A	A	A	A	A
261	23678	15-3971	Kausar	43	P4+0L4	MT	A	A	A	A	A	A	NAD	Ut NS	N	PP	A	A	A	A	A	A	A
262	24766	15-4036	Reshma Khan	43	P5+1L5	MT	A	A	A	A	A	A	NAD	Ut NS	N	PP	A	A	A	A	A	A	A
263	10029	15-4117	Panwati	25	P3+0L3	MT	A	A	A	A	A	A	NAD	Ut NS	N	LPI	A	A	A	A	A	A	A
264	23877	15-4134	Reshma	40	P5+0L5	M	A	A	A	A	A	A	NAD	Ut NS	N	SH	A	A	A	A	A	A	A
265	24620	15-4137	Rukmani	52	P5+0L5	PMB	A	A	A	A	A	P	NAD	Ut NS	N	SH	A	A	A	A	A	A	A

P	: Present	CxH	: Cervix Hypertrophied		
A	: Absent	CxP	: Cervical Polyp		
NA	: Not Applied	Cysto	: Cystocoele		
NAD	: No Any Defect	D/C	: Discharge		
M	: Menorrhagia	SH	: Simple Hyperplasia without Atypia		
MT	: Metrorrhagia	CH	: Complex Hyperplasia without Atypia		
MM	: Menometrorrhagia	SAH	: Simple Atypical Hyperplasia		
PMB	: Post-Menopausal Bleeding	CAH	: Complex Atypical Hyperplasia		
OM	: Oligomenorrhoea	EP	: Endometrial Polyp		
PM	: Polymenorrhagia	EC	: Endometrial Carcinoma		
PA	: Polymenorrhoea	LPI	: Luteal Phase Insufficiency		
Ut NS	: Uterus Normal Size	H	: Hormonal Effect		
Ut B	: Uterus Bulky	PP	: Proliferative Phase		

SP	: Secretory Phase
CNE	: Chronic Non-Specific Endometritis
CAE	: Chronic Active Endometritis
CHE	: Chronic Endometritis Associated with Complex Hyperplasia
GE	: Granulomatous Endometritis
DPE	: Disordered Proliferative Endometrium
PEB	: Proliferative Endometrium with Breakdown
AE	: Atrophic Endometrium
SHP	: Simple Hyperplasia with Progesterone Effect

EHI	: Endometrial Polyp with Ch Inflammation
I	: Inadequate
G1	: Grade 1
G2	: Grade 2
G3	: Grade 3

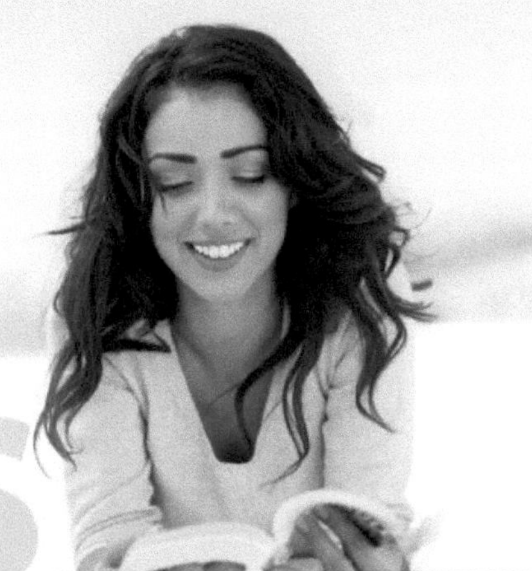

yes
I want morebooks!

Buy your books fast and straightforward online - at one of world's fastest growing online book stores! Environmentally sound due to Print-on-Demand technologies.

Buy your books online at
www.morebooks.shop

Compre os seus livros mais rápido e diretamente na internet, em uma das livrarias on-line com o maior crescimento no mundo! Produção que protege o meio ambiente através das tecnologias de impressão sob demanda.

Compre os seus livros on-line em
www.morebooks.shop

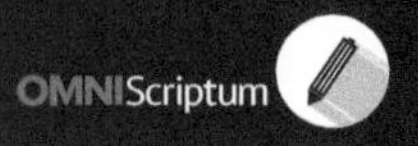

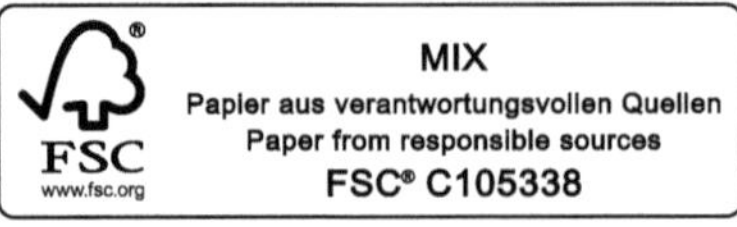

Printed by Books on Demand GmbH, Norderstedt / Germany